U0613762

第2版

健康体检
检验报告解读

吴健民◎编著

人民卫生出版社
·北京·

版权所有，侵权必究！

图书在版编目（CIP）数据

健康体检检验报告解读 / 吴健民编著 . —2 版 . —
北京：人民卫生出版社，2023.11（2025.4重印）
ISBN 978-7-117-35624-4

I.①健… II.①吴… III.①体格检查－基本知识
IV.①R194.3

中国国家版本馆 CIP 数据核字（2023）第 223094 号

人卫智网	www.ipmph.com	医学教育、学术、考试、健康， 购书智慧智能综合服务平台
人卫官网	www.pmph.com	人卫官方资讯发布平台

健康体检检验报告解读
Jiankang Tijian Jianyan Baogao Jiedu
第 2 版

编　　著：吴健民
出版发行：人民卫生出版社（中继线 010-59780011）
地　　址：北京市朝阳区潘家园南里 19 号
邮　　编：100021
E - mail：pmph @ pmph.com
购书热线：010-59787592　010-59787584　010-65264830
印　　刷：北京瑞禾彩色印刷有限公司
经　　销：新华书店
开　　本：889×1194　1/32　印张：7.5
字　　数：216 千字
版　　次：2015 年 7 月第 1 版　2023 年 11 月第 2 版
印　　次：2025 年 4 月第 2 次印刷
标准书号：ISBN 978-7-117-35624-4
定　　价：39.00 元

打击盗版举报电话：010-59787491　E-mail：WQ @ pmph.com
质量问题联系电话：010-59787234　E-mail：zhiliang @ pmph.com
数字融合服务电话：4001118166　E-mail：zengzhi @ pmph.com

内容提要

　　本书是一本针对体检前检验项目选择和体检后检验结果解读为目的的参考书。内容涉及体检的一般项目,如血、尿、粪便常规检验、肝肾功能检验、血脂血糖检验、甲状腺素和性激素检验,另外还包括心脑血管疾病、骨质疏松、认知功能障碍、肿瘤标志物,以及基因与疾病等检验内容,全书共19章,200多个检验项目。每个项目按照项目名称、概述、参考区间、异常结果解读的顺序编写,内容丰富、简明扼要、新颖实用、查阅方便,适用于各类从事体检的医务人员和受检者参考。

前　言

　　我是华中科技大学同济医学院附属协和医院的一名教授、主任医师,长期从事实验诊断学的教学和研究工作。退休以后在美年大健康体检中心做一些健康教育和培训方面的工作。2015年我写了《健康体检检验报告解读》一书,出版8年了,可还有许多读者来电求购,但书店已经售罄,为了满足广大读者的需求,本书经修订后再版,望各位同道多多指正。

　　关注健康,年年体检,已被大多数人所接受,预防胜于治疗已逐渐成为一种常识。亚健康状态,如高血压、高血糖、高血脂、肥胖、动脉斑块、心理疾病等早期发现,对症干预,定期随访,动态监测,可使许多高危人群转危为安。

　　随着我国科技事业的高速发展,各种各样新的实用检验项目不断涌现,本次修订就增加了十几个检验项目,还增加了一个附录“重大疾病筛查的高危人群谱”,都是从“临床诊疗指南”或“专家共识”中摘录下来的,有非常好的参考价值。

　　有些受检者在拿到体检报告后,由于专业的限制,面对一堆检验数据感到很困惑,因此就上网查询,这时一定要把检验结果的数据和计量单位写清楚。计量单位很复杂,有些检测物质的量,如毫克(mg)、微克(μg)、纳克(ng)、皮克(pg)、毫摩尔(mmol)、微摩尔(μmol)、国际单位(IU)等,还有检测物质的体积,如升(L)、分升(dL)、毫升(mL)等,检验方法更是多种多样。由于检验的设备、方法、试剂不同,检验的结果和参考区间也会不同。本书的参考区间大部分来自本科教材,供大家参考,具体的参考区间还是要看检验报告单后面所附的数值。

本书共分十九章,选择了200多个检验项目,许多项目常用的英文代号可查阅索引,方便读者查阅。在某些章节的后面,有一段综合解读或评价,有些是本人临床经验的总结,供大家参考。

本书的编写自始至终受到人民卫生出版社的支持和关心,在此深表感谢。

由于本人水平所限,书中难免会存在疏漏和错误,希望读者、临床工作者和检验界同道批评指正。

吴健民

2023年7月28日

目　录

健康体检项目的选择原则

1. 健康体检主要包括三大部分：体格检查、功能检查和实验室检查。

（1）体格检查：包括内科、外科、妇科、眼科、耳鼻喉科、口腔科等专科检查。

（2）功能检查：包括心电图和影像学检查，如 X 线摄片、CT、彩色 B 超检查等。

（3）实验室检查：包括血液、尿液和粪便常规检查，以及肝功能、肾功能、胃功能、甲状腺功能、血脂、血糖、肿瘤标志物和无机元素等检查。

2. 健康体检的目的在于对无症状"患者"或亚健康状况的早期发现、早期诊断和早期干预，将疾病消灭在萌芽状态。

3. 健康体检的项目应该根据不同的年龄，不同的性别，不同的工种，不同的地区，不同的生活方式和家族遗传因素等来选择适合自己的体检项目。

（1）年龄：随着年龄的增长，人体各个器官的功能会逐渐减退，组织结构会发生退行性变化，因而许多疾病也随之而来。因此健康体检要根据老、中、青的年龄不同，项目逐渐增加。

1）青年人身体比较好，体检内容可少一些，简单一些，如化验项目做一个血糖，一个肌酐，两个血脂（胆固醇和甘油三酯），三个常规（血常规、尿常规、粪便常规），四个酶（丙氨酸转氨酶、天冬氨酸转氨酶、碱性磷酸酶、γ-谷氨酰转移酶）等，一年体检一次就可以了。

2）中年人大多处在事业的巅峰，工作忙，压力大，重点要防止高血糖、高血脂、高血压、心脑血管疾病、甲状腺疾病和颈椎疾病和某些肿瘤的发生。

3）老年人全身的器官功能退化，体检项目就更多，更复杂，更全面,除了糖尿病、高血脂、高血压、心脑血管疾病以外,还要考虑老年性慢性支气管炎、老年性骨关节炎、前列腺增生肥大、骨质疏松、白内障、青光眼、恶性肿瘤(如肺癌、胃癌、结肠癌、肝癌、胰腺癌、乳腺癌、宫颈癌等)、脑动脉硬化、老年痴呆、帕金森病、龋齿等,次数也要考虑增加到一年两次。

(2)性别:已婚女性,每年要做 HPV、宫颈刮片或液基薄层细胞学检查(TCT)来筛查宫颈癌;绝经后女性要查骨密度来早期发现骨质疏松;肥胖和使用雌激素的女性要用 B 超或钼靶来查乳腺癌。50 岁以上的男性要做前列腺特异性抗原(PSA)和直肠指检来早期发现前列腺癌。男性的消化道肿瘤比女性多,女性的甲状腺肿瘤比男性多。

(3)不同的工种:办公室工作者要查颈椎病、脂肪肝、眼睛等;煤矿和采石场工人要查尘肺;蓄电池生产厂工人要查血铅;接触苯的工人要查血液系统疾病。

(4)不同的地区:广东地区是鼻咽癌的高发区,要做五官科检查和 EB 病毒标志物检测;华北地区是食管癌高发区,要考虑做食管镜检查。

(5)不良生活方式

1)抽烟者要预防肺癌,40 岁以后每年要拍胸片或做 CT 检查。

2)常吃咸菜、咸鱼、咸肉等腌渍食物与胃癌的发生有关,40 岁以后每 2~3 年做一次胃镜。

3)常吃高脂、高糖、烧烤类肉食者,要防结肠癌,40 岁以后每年要查大便隐血,每 5 年做一次结肠镜。

4)爱喝酒者要防酒精肝,每年要查肝功能,特别是查 γ-谷氨酰转移酶(GGT)和肝脏 B 超。

5)爱吃动物内脏、海鲜,以及爱喝啤酒者要防痛风,定期查尿酸,如果尿酸升高要设法降低。

6)高脂饮食与脂肪肝、动脉硬化、胰腺炎、胰腺癌有关,要注意做 B 超,查血脂、淀粉酶、CA19-9 和 CEA 等。

7)爱吃烫的饮食者易患食管癌,要注意做食管镜检查。

(6)家族遗传因素:许多疾病有一定的家族遗传性,如原发性高血压、冠心病、糖尿病、肥胖、高脂血症、骨质疏松、类风湿关节炎、支气管哮喘、癫痫、青光眼、乳腺癌、卵巢癌、肺癌、胃癌、结肠癌和前列腺癌等。在体检中要重点关注,仔细排查。

总之,体检项目的选择应该体现个体化的原则,体检套餐应该因人而异,这样才能达到健康体检的真正目的。

第一章
临床血液检验

血液由细胞成分包括红细胞、白细胞、血小板和非细胞成分血浆组成。血液不断地在血管内流动，输送氧气并运出二氧化碳，直接或间接地与全身各个组织器官相联系，参与机体的各项生理活动，维持机体新陈代谢、调节机体内、外环境的平衡。所以血液系统及其他组织器官发生病变时，可直接或间接地引起血液成分的变化。临床上可通过血液成分的变化来判断或确定血液系统疾病或其他组织器官的疾病。

一、血液常规检验

血液常规检验，包括红细胞、白细胞及血小板参数测定。五分类血细胞计数仪测定可提供 22 项参数，三分类血细胞计数仪测定可提供 18 项参数。血液常规检验是最常用的检查项目，可为医生诊断血液系统疾病提供线索和依据。

(一) 红细胞和血红蛋白

红细胞（RBC）是血液中数量最多的一种血细胞，直径为 6~9μm，呈双凹圆盘形，里面装有血红蛋白（Hb），起着输送氧气，运出二氧化碳的功能，对维持机体生理活动起着重要作用。红细胞的平均寿命为 120 天，在各种生理或病理情况下，会引起红细胞数量和血红蛋白含量的减少或增多。红细胞和血红蛋白减少称为贫血，是一种常见病，通过血液常规检验，可以协助诊断（表 1-1）。

【参考区间】

红细胞计数：男性 $(4.3\sim5.8) \times 10^{12}$/L

女性 $(3.8\sim5.1) \times 10^{12}$/L

血红蛋白:男性 130~175g/L

女性 115~150g/L

表 1-1 贫血程度的诊断标准

贫血程度	轻度贫血	中度贫血	重度贫血	极重度贫血
血红蛋白(男性)	90~120g/L	60~90g/L	30~60g/L	<30g/L
血红蛋白(女性)	90~110g/L	60~90g/L	30~60g/L	<30g/L

【异常结果解读】

(1)红细胞和血红蛋白减少

1)生理性减少:3 个月的婴儿至 15 岁,由于生长发育快,造血原料相对不足;妊娠中后期的孕妇,血容量快速增长,引起血液稀释;老年人造血功能逐渐减退,使红细胞和血红蛋白减少。

2)病理性减少

①各种血液系统疾病引起的贫血:如再生障碍性贫血,是由于骨髓造血功能受损,制造红细胞减少而产生的;各种白血病引起的贫血是由于骨髓大量制造白细胞以后,制造红细胞的骨髓减少所致。

②造血原料缺乏所致的贫血:如铁缺乏引起的缺铁性贫血或叶酸、维生素 B_{12} 缺乏引起的巨幼细胞贫血。

③溶血性贫血:由于各种原因引起的红细胞膜的结构和红细胞内血红蛋白结构异常,导致红细胞在血液流动中容易破坏,寿命缩短,引起贫血。

④急性或慢性失血导致的贫血:由于大量血液流失,超过了骨髓造血的补偿能力而引起的贫血。

(2)红细胞和血红蛋白增多

1)相对性增多:由于各种原因使血液浓缩,如连续剧烈呕吐、严重腹泻、大量出汗、发热等,导致大量水分丢失,使血液浓缩,红细胞相对增多,补充水分后可恢复正常。

2)绝对性增多:由于机体缺氧导致机体产生促红细胞生成素增高,使骨髓制造红细胞增多。

①生理性增多:见于高原环境,由于氧气稀薄,当地居民红细胞

代偿性增多。

②病理性增多：见于发绀型先天性心脏病、后天性肺源性心脏病，由于他们的血液中含氧量减少，使红细胞代偿性增多。

③比较少见的红细胞增多可见于一些恶性疾病，如真性红细胞增多症，某些肿瘤如肾癌、肾胚胎瘤等。

(二) 血细胞比容

血细胞比容（HCT），又称红细胞压积（PCV），是指将一定量的抗凝全血，置于有刻度的专用玻璃管内，经一定速度离心沉淀后，测定血细胞压缩体积占全血体积的百分比。血细胞比容主要与血液中红细胞的数量和大小有关，是血液中血细胞浓度的指标。

【参考区间】

温氏法：男性 0.40~0.50L/L（40%~50%）

女性 0.35~0.45L/L（35%~45%）

【异常结果解读】

（1）血细胞比容增高：各种原因所致的血液浓缩，如剧烈呕吐、严重腹泻、大量出汗等；各种原因所致红细胞绝对值增多，如真性红细胞增多症、慢性肺源性心脏病等，血细胞比容增高可高达 0.60 以上。

（2）血细胞比容减少：见于各种贫血。由于贫血有大细胞贫血、小细胞贫血之分，因此血细胞比容减少程度受贫血类型的影响而不同，可用于计算红细胞平均指数。

(三) 红细胞平均指数

利用红细胞计数、血细胞比容、血红蛋白浓度的数值，按公式分别可计算出平均红细胞容积、平均红细胞血红蛋白含量、平均红细胞血红蛋白浓度等三种平均值，以协助贫血的形态学分类诊断，在临床上有着重要价值。

【参考区间】

血细胞计数仪法：

平均红细胞容积（MCV）=80~100fL

平均红细胞血红蛋白含量（MCH）=26~32pg

平均红细胞血红蛋白浓度（MCHC）=310~350g/L

【异常结果解读】

根据 MCV、MCH、MCHC 测定可对贫血进行形态学分类,并对鉴别诊断有一定的意义（表 1-2）。

表1-2　贫血的形态学分类鉴别表

贫血形态与分类	MCV (80~100fL)	MCH (26~32pg)	MCHC (310~350g/L)	病因
大细胞性贫血	>100	>32	310~350	维生素 B_{12} 缺乏引起的巨幼细胞贫血
正细胞性贫血	80~100	26~32	310~350	急性失血性贫血、急性溶血性贫血、再生障碍性贫血等
单纯小细胞性贫血	<80	<26	310~350	慢性感染、炎症、肝病等引起的贫血
小细胞低色素性贫血	<80	<23	<300	缺铁性贫血、珠蛋白生成障碍性贫血等

（四）红细胞容积分布宽度

红细胞容积分布宽度（RDW）是衡量外周血红细胞体积大小离散程度的指标,即看看红细胞的大小是比较一致,还是差别很大。这个指标是通过自动血液分析仪测量后计算出来的,以测得的红细胞体积大小的变异系数（RDW-CV）或标准差（RDW-SD）表示,贫血患者除 MCV 发生改变外,RDW 也发生改变。

【参考区间】

RDW-CV<15.4%

【异常结果解读】

根据 MCV、RDW 两项指标的变化,可用于贫血的形态学分类。

（1）小细胞均一性贫血:MCV 减小,RDW 正常,如珠蛋白生成障碍性贫血。

（2）小细胞不均一性贫血：MCV 减小，RDW 增大，如缺铁性贫血。

（3）正细胞均一性贫血：MCV、RDW 均正常，如急性失血性贫血、慢性疾病。

（4）正细胞不均一性贫血：MCV 正常，RDW 增大，如早期缺铁性贫血、G6PD 缺乏症等。

（5）大细胞均一性贫血：MCV 增大，RDW 正常，如慢性再生障碍性贫血。

（6）大细胞不均一性贫血：MCV、RDW 均增大，如巨幼细胞贫血等。

（五）白细胞计数

白细胞（WBC）是人体的忠实卫士，有很强的吞噬细菌的能力，是抵御病原微生物入侵的重要防卫系统。白细胞计数就是测定血液中各类白细胞的总数，在不同病理情况下，可引起各类白细胞的数量和质量发生改变。临床上检查白细胞计数和白细胞分类计数及其形态学改变，对各种疾病的诊断有着重要的参考价值。

【参考区间】

成人 $(3.5\sim9.5)\times10^9/L$

【异常结果解读】

（1）白细胞计数增多

1）急、慢性感染：特别是细菌性感染，如肺炎、脑膜炎、扁桃体炎、痢疾、猩红热、败血症、尿路感染、丹毒等。

2）广泛的组织损伤：如大面积烧伤、心肌梗死等。

3）急性大出血：如肝破裂、脾破裂、消化道大出血、宫外孕等。

4）急性溶血：如血型不合的输血，导致大量红细胞破坏引起的急性溶血。

5）急性中毒：如有机磷中毒、糖尿病酮症酸中毒、尿毒症、食物中毒、毒蛇咬伤等。

6）白血病：由于骨髓内白细胞大量增殖，并释放进入外周血液，使白细胞明显增加，还可见到大量幼稚细胞。

（2）白细胞计数减少

1）长期接触放射线：可损伤骨髓造血细胞，引起白细胞减少。因此不要经常做 X 线透视、全身 CT、PET-CT 等接触放射线的检查。

2）应用某些药物：如磺胺药、氯霉素、苯妥英钠，以及抗肿瘤药，如环磷酰胺、氨甲蝶呤、阿糖胞苷等。

3）某些有毒有害化学物质：如苯、铅、汞等。

4）血液系统疾病：如再生障碍性贫血、粒细胞减少症等。

（六）白细胞分类计数

白细胞分类计数（WBC-DC）是指计数五类白细胞（中性粒细胞、淋巴细胞、嗜酸性粒细胞、嗜碱性粒细胞和单核细胞）的百分数和绝对值，对各种疾病的诊断有着重要的参考价值。

【参考区间】

白细胞分类计数的参考区间见表 1-3。

表 1-3　五类白细胞的参考区间

细胞类型	百分数 /%	绝对值 /×10^9/L
中性粒细胞（N）	40~75	1.8~6.3
淋巴细胞（L）	20~50	1.1~3.2
单核细胞（M）	3~10	0.1~0.6
嗜酸性粒细胞（E）	0.4~8.0	0.02~0.52
嗜碱性粒细胞（B）	0~1.0	0~0.06

摘自：血细胞分析参考区间，中华人民共和国卫生行业标准，2013 年。

【异常结果解读】

（1）中性粒细胞增多

1）生理性增多：一般下午较早晨为高；饱食、情绪激动、剧烈运动、高温或严寒、新生儿、妊娠 5 个月以上及分娩阵痛等都可使白细胞一过性增高。

2）病理性增多

反应性增多：①急性感染或炎症；②广泛的组织损伤或坏死，如严重烧伤、心肌梗死等;③急性大出血,见于脾破裂、宫外孕;④急性溶血;⑤急性中毒,如安眠药中毒、有机磷中毒及代谢性中毒(尿毒症、糖尿病酮症酸中毒)等;⑥恶性肿瘤。

异常增生性增多:①粒细胞白血病;②骨髓增殖性疾病,如真性红细胞增多症。

(2)中性粒细胞减少

1)感染性疾病:革兰氏阴性杆菌感染,如伤寒、副伤寒;某些病毒感染,如流感、水痘;某些原虫感染,如疟疾、黑热病等。

2)血液系统疾病:如再生障碍性贫血、巨幼细胞贫血、粒细胞减少症等。

3)慢性理化损伤:长期接触放射线;应用某些化学药物,如氯霉素、磺胺药、抗肿瘤药;某些化学物质,如苯、铅、汞等。

4)自身免疫性疾病:如系统性红斑狼疮等。

5)单核巨噬细胞系统功能亢进:如脾功能亢进、类脂质沉积病等。

6)当中性粒细胞绝对值 <1.5×10^9/L,称为粒细胞减少症,要寻找原因,及时治疗。

(3)淋巴细胞增多

1)生理性增多:6~7 岁以前的儿童淋巴细胞百分率偏高,而中性粒细胞相对偏低,7 岁以后与成人一样,中性粒细胞比例比淋巴细胞高。

2)病理性增多

①病毒感染性疾病。

②恶性肿瘤,如急、慢性淋巴细胞性白血病、恶性淋巴瘤。

③慢性炎症,急性传染病的恢复期。

④器官移植后的排斥反应。

⑤其他,如再生障碍性贫血、粒细胞缺乏症时,淋巴细胞比例相对增高。

(4)淋巴细胞减少:主要见于长期接触放射线、应用肾上腺皮质激素、抗淋巴细胞球蛋白等治疗,以及先天性免疫缺陷病、艾滋病等。

(5)单核细胞增多

1)生理性增多:儿童阶段可较成人稍多。

2) 病理性增多

①某些感染：如疟疾、黑热病、亚急性感染性心内膜炎、活动性肺结核等；急性感染的恢复期。

②某些血液病：如单核细胞白血病、粒细胞缺乏症恢复期、恶性组织细胞病、淋巴瘤、骨髓增生异常综合征等。

(6) 嗜酸性粒细胞增多

1) 过敏性疾病：如支气管哮喘、荨麻疹、药物和食物过敏、血管神经性水肿、血清病等。

2) 寄生虫病：如蛔虫、钩虫感染、血吸虫、肺吸虫、丝虫、包囊虫等。

3) 某些皮肤病：如湿疹、剥脱性皮炎、天疱疮、银屑病等。

4) 血液病：如嗜酸性粒细胞白血病、慢性粒细胞白血病、多发性骨髓瘤等。

(7) 嗜酸性粒细胞减少：见于长期使用肾上腺皮质激素。

(8) 嗜碱性粒细胞增多：很少见，如慢性粒细胞白血病、嗜碱性粒细胞白血病(罕见)、骨髓纤维化、某些严重的过敏性疾病等。

附：血细胞三分类的意义

目前我国常规体检中有部分使用的是三分类血细胞分析仪。它是通过电阻抗原理来测量细胞体积，然后根据细胞体积的大小将白细胞分为三类：第一类是小细胞区(35~90fL)，主要为淋巴细胞。第二类是中间细胞区(90~160fL)，包括单核细胞、嗜酸性粒细胞及嗜碱性粒细胞。第三类是大细胞区(160~450fL)，包括中性分叶核粒细胞和杆状核粒细胞等。

（七）血小板计数

血小板(PLT)是无核细胞，由骨髓中的成熟巨核细胞产生，直径2~4μm，寿命10天左右。血小板的数量和质量与止血和凝血功能密切相关。血小板减少容易发生各种出血，包括鼻出血、牙龈出血、皮肤紫癜、瘀斑等，严重者可出现呕血，甚至内脏出血而危及生命；血小板增多容易发生血栓，导致深静脉血栓或脑血栓等。

【参考区间】

成人(125~350)×10⁹/L

【异常结果解读】

(1)血小板减少:PLT<100×10⁹/L 为血小板减少,见于:

1)骨髓造血功能受损:如再生障碍性贫血、放射性损伤、巨幼细胞贫血、急性白血病等。

2)血小板破坏或消耗过多:如原发性血小板减少性紫癜(ITP)、弥散性血管内凝血(DIC)、进行体外循环手术等。

3)血小板分布异常:如脾肿大、脾功能亢进等,导致大量血小板积聚在脾脏内,使外周血液中减少。

4)血小板 <20×10⁹/L 时可发生自发性内脏出血,如发生在脑部将导致死亡,值得注意。

(2)血小板增多:PLT>400×10⁹/L 为血小板增多,见于:

1)原发性增多:如原发性血小板增多症、真性红细胞增多症、慢性粒细胞白血病等。

2)反应性增多:如急性感染、急性大出血、急性溶血等。

3)血小板 >600×10⁹/L 时血液容易凝固,可导致血管内血栓形成,包括深静脉血栓或脑血栓,以及血栓性并发症等。

(八)平均血小板体积

平均血小板体积(MPV)是指单个血小板的平均大小。平均血小板体积的临床意义要结合血小板数量的变化才有意义,在常规体检中意义不大。

【参考区间】

成人 7~13fL

【异常结果解读】

(1)平均血小板体积增高:见于血小板破坏增多但骨髓代偿功能良好者。

(2)平均血小板体积减低:见于骨髓造血功能不良,血小板生成减少者。MPV 随血小板数量同时持续下降,提示骨髓造血功能衰竭。

（九）血小板压积

血小板压积（PCT），又称血小板比容，指抗凝全血经离心沉淀后，测得下沉的血小板在全血中所占容积的百分比值。血小板压积在常规体检中意义不大。

【参考区间】

成人 0.11%~0.28%

【异常结果解读】

（1）血小板压积增高：见于骨髓纤维化、慢性粒细胞白血病、脾切除后。

（2）血小板压积减低：见于再生障碍性贫血、血小板减少症、化疗以后。

（十）血小板体积分布宽度

血小板体积分布宽度（PDW）是反映血液内血小板体积大小是否均一的参数，以测得的血小板体积大小的变异系数表示。PDW 在正常范围内表明血小板体积均一性高。血小板体积分布宽度在常规体检中意义不大。

【参考区间】

成人 10%~18%

【异常结果解读】

血小板体积分布宽度增高表明血小板体积大小相差悬殊，主要见于巨幼细胞贫血、急性白血病化疗后、慢性粒细胞白血病、血栓性疾病等。

二、缺铁性贫血检验

铁是人体内重要的微量元素，是合成血红蛋白的主要原料。当铁缺乏时血红蛋白合成减少，但机体为满足需要，红细胞代偿性增生，因此分到每个红细胞内的血红蛋白量相对减少，血常规检验呈现小红细胞低色素性贫血。

缺铁性贫血起病隐匿，容易被忽视。轻度贫血患者仅感乏力，活动后心慌气促,此时若不及时补铁,症状会进一步加重。因此体检时常常要做贫血检查。

(一) 血清铁

铁是造血的重要原料,是构成血红蛋白的必要成分,没有铁就不能合成血红蛋白,氧就无法输送,生命也就无法存活。血清中的铁一部分与运铁蛋白结合,另一部分呈游离状态,检测后者的含量即为血清铁(SI)。

人体内的铁 70% 存在于血红蛋白和肌红蛋白中,25% 分布于肝、肾、骨髓等组织中。铁含量较多的食物为蛋黄、动物肝脏、瘦肉、血豆腐、鱼类等。在饮食中的铁主要在十二指肠和空肠上段被吸收,成人每天的铁需要量约为 25mg。

【参考区间】

亚铁嗪比色法:成年男性 11.6~31.3μmol/L

成年女性 9.0~30.4μmol/L

【异常结果解读】

(1)血清铁降低

1)摄入不足:缺铁性饮食或肠道吸收不良。

2)慢性失血:如胃、十二指肠溃疡出血,钩虫病,月经过多等。

3)铁缺乏:如妊娠期、哺乳期妇女、婴幼儿时期,由于生长发育的需要量多,导致缺铁性贫血。

4)其他:严重感染、恶性肿瘤、肝硬化等,由于食欲降低、机体代谢障碍等引起。

(2)血清铁升高

1)红细胞破坏过多:如溶血性贫血,铁从血红蛋白中释放出来。

2)铁的利用障碍:如再生障碍性贫血、巨幼红细胞贫血、铅中毒等。

3)铁吸收增加:如长期反复输血、铁剂治疗等。

(二) 血清铁蛋白

血清铁蛋白(SF)是机体内一种用于贮存铁的可溶性组织蛋白,

肝是合成铁蛋白的主要场所。在机体缺铁时血清铁蛋白水平降低，铁过多时血清铁蛋白水平升高。对缺铁性贫血的敏感性为90%，特异性为85%。铁蛋白还是一种急性期时相反应蛋白，在某些肿瘤可见升高。

【参考区间】

放射免疫法：男性 15~200μg/L

女性 12~150μg/L

【异常结果解读】

（1）血清铁蛋白降低

1）体内贮存铁减少：是诊断缺铁性贫血的重要指标。

2）肝脏铁蛋白合成减少：如长期腹泻、营养不良等。

（2）血清铁蛋白升高

1）体内贮存铁增加：如反复输血的患者。

2）铁蛋白合成增加：如急性感染、急性炎症、甲状腺功能亢进、恶性肿瘤（如肝癌、胰腺癌等）。

3）组织内铁蛋白释放增加：慢性肝病、肝坏死等。

（三）血清转铁蛋白

转铁蛋白（Tf）是一种能结合铁的糖蛋白，主要由肝细胞和巨噬细胞合成，在体内的主要功能是转运铁。每毫克转铁蛋白可结合1.25mg 铁。正常情况下有 1/3 的转铁蛋白与铁结合，运送至需要铁的组织如骨髓内。

【参考区间】

免疫散射比浊法：28.6~51.9μmol/L

【异常结果解读】

（1）血清转铁蛋白升高

1）铁缺乏引起的缺铁性贫血，慢性失血引起的贫血。

2）妊娠中、后期，由于胎儿生长发育的需要导致孕妇贫血，此时转铁蛋白升高。长期口服避孕药也可升高。

（2）血清转铁蛋白降低

1）严重的肝病、营养不良使转铁蛋白合成减少。

2) 肾病综合征时,大量蛋白质从尿液丢失,使转铁蛋白减少。

(四) 总铁结合力

总铁结合力(TIBC)是指血清中的转铁蛋白所能结合铁的最大能力。血液中的铁要与转铁蛋白结合,才能进行铁的转运。正常情况下血清铁仅能与1/3的转铁蛋白结合。凡能与100mL血清中全部转铁蛋白结合的最大铁量称为总铁结合力。

【参考区间】

亚铁嗪显色法: 男性 50~77μmol/L

女性 54~77μmol/L

【异常结果解读】

(1)总铁结合力降低:①转铁蛋白合成不足,如遗传性转铁蛋白缺乏症、肝硬化等;②转铁蛋白丢失增加,如肾病综合征、尿毒症;③肿瘤、慢性感染、珠蛋白合成障碍性贫血等。

(2)总铁结合力增高:①转铁蛋白合成增加,如缺铁性贫血、妊娠后期;②转铁蛋白释放增加,如急性肝炎、肝细胞坏死等。

(3)血清铁与总铁结合力(TIBC)联合检测的临床意义见表1-4。

表1-4 血清铁与总铁结合力联合检测的临床意义

血清铁	TIBC	原因
↓	↑	缺铁性贫血,铁吸收不良。痔、消化性溃疡出血、月经过多引起的慢性失血。妊娠、婴幼儿生长发育需铁量增加
↓	↓	慢性感染、肝硬变、尿毒症、肾病综合征、恶性肿瘤
↑	↓	铁剂治疗过量、溶血性贫血、再生障碍性贫血、巨幼细胞贫血、地中海贫血等

三、巨幼细胞贫血检验

巨幼细胞贫血是由于脱氧核糖核酸(DNA)合成障碍引起的一种贫血,主要原因是体内缺乏细胞分裂和细胞核形成必需的维生素

B_{12}或叶酸,使红细胞生成障碍,数量减少,但血红蛋白合成正常,因此分到每个红细胞内的血红蛋白量相对增加,血常规检验呈现大红细胞性贫血。骨髓内除出现巨幼红细胞系列外,还可见到粒细胞系、巨核细胞系的细胞形态呈巨型改变。

(一) 维生素 B_{12}

维生素 B_{12}(Vit B_{12}),又称钴胺素,是一种由含钴的卟啉类化合物组成的B族维生素,也是唯一含金属元素的维生素。维生素 B_{12} 为浅红色的针状结晶,易溶于水和乙醇,在 pH 值 4.5~5.0 的条件下最稳定,是机体维持正常新陈代谢、DNA 合成和红细胞再生所必需的维生素,也是促进神经系统生长发育、维持神经细胞正常功能所必需的营养素。

【参考区间】

放射免疫法:148~660pmol/L(200~900pg/mL)

【异常结果解读】

维生素 B_{12} 缺乏可导致细胞核形成障碍,产生巨幼细胞贫血,还可引起中枢神经系统的损伤。维生素 B_{12} 主要存在于肉类和大豆中,消化道疾病、肠道吸收不良是维生素 B_{12} 缺乏症的主要原因,见于胃萎缩、胃切除术、胰腺功能低下、内因子缺乏等。

(二) 叶酸

叶酸(FOL)是一种水溶性B族维生素,因其在绿叶蔬菜中含量丰富而得名。食物中的叶酸在小肠上段被吸收,转变为活性型四氢叶酸。四氢叶酸是体内一碳单位转移酶的辅酶,参与嘌呤、胸腺嘧啶核苷酸的合成。叶酸对细胞的分裂及核酸、氨基酸、蛋白质的合成起着重要的作用。

【参考区间】

放射免疫法:男性 8.6~23.8nmol/L
          女性 7.9~20.4nmol/L

【异常结果解读】

人体缺少叶酸,可导致巨幼细胞贫血。怀孕早期缺乏叶酸可导致胎儿神经管畸形、唇腭裂、流产等。中、晚期缺乏可引起胎儿宫内发育迟缓、早产和出生低体重等。因此,准备怀孕的妇女和孕妇一般都需补充叶酸。

四、血液流变学(血黏度)检验

人体内的血液在心脏收缩力的推动下不断在血管内高速流动。血液流变学是通过观察血液的流动、黏度、凝集等流变性和红细胞的变形性及聚集性等指标来研究血液、血细胞,以及血管的流变特性及其在医学中应用的科学。

生命的维持离不开正常的血液循环,当血液流变性发生异常时可导致血液循环与微循环障碍,使组织和脏器缺血、缺氧、血栓形成,从而出现脑卒中、心肌梗死、深静脉血栓等疾病;反之,有些疾病本身也可引起血液流变学的异常,如高脂血症、糖尿病、冠心病、血液病等。因此,血液流变学检查对许多疾病的病因和发病机制研究、诊断、预防、疗效观察等都有一定的意义。

(一) 全血黏度

全血黏度是衡量血液流动时摩擦力或流动阻力的指标。血黏度愈高,流动性愈小,形成血栓的危险性愈高。由于血液是由红细胞、白细胞、血小板和血浆组成的特殊悬浮液,因此,全血黏度是血浆黏度、血细胞浓度、红细胞聚集性、红细胞变形性,以及白细胞和血小板流变性的综合性指标。其中红细胞浓度是影响全血黏度最重要的因素。

由于血液是非牛顿型流体,在不同的流动状态(切变速度)下所表现的黏度是不同的,随剪切率增高而降低,随剪切率的降低而增高。因此,血黏度的测定需检查几个剪切率下的黏度值。我们一般测定高、中、低三种切变速度下的全血黏度,用以反映血液在体内不同粗细血管、不同压差血管内的流动性。

1. 全血黏度(高切)($200s^{-1}$) 是指血液在高切变速度下流动时所表现的流动性大小。全血黏度(高切)升高的直接原因是:①红细胞浓度增加；②血浆黏度增加；③红细胞刚性增加，即变形能力降低。

2. 全血黏度（中切）（$50s^{-1}$）　是全血黏度（高切）和全血黏度（低切）的过渡点，临床意义不十分明确。

3. 全血黏度（低切）（$<10s^{-1}$）　是指血液在低切变速度下流动时所表现的流动性大小。全血黏度（低切）升高的直接原因是：①红细胞的浓度增加；②血浆的黏度增加；③红细胞聚集性增加。

【参考区间】

旋转式黏度计法：

高切：男性 3.84~5.30mPa·s，女性 3.39~4.41mPa·s

中切：男性 4.94~6.99mPa·s，女性 4.16~5.62mPa·s

低切：男性 8.80~16.05mPa·s，女性 6.56~11.99mPa·s

注：不同厂家的仪器，不同的检测方法，参考值不同，请参考各实验室给出的参考范围。

【异常结果解读】

全血黏度升高

1）血细胞浓度增加：如脱水、肺心病、充血性心力衰竭、高山病、尘肺、烧伤、真性红细胞增多症等。

2）红细胞和血小板聚集性增强：如脑血栓、心肌梗死、血栓闭塞性脉管炎、糖尿病、雷诺病等。

3）红细胞变形能力降低：如缺氧、酸中毒、遗传性球形红细胞增多症、遗传性椭圆形红细胞增多症等。

4）血浆黏度增高：如高脂血症、高血压、多发性骨髓瘤、原发性巨球蛋白血症、免疫球蛋白增多症等。

（二）血浆黏度

血浆黏度（PV）是反映血液黏滞程度的又一个重要指标。血浆不是均质的，而是由各种不同性质的蛋白质组成的，包括血浆白蛋白、球蛋白、脂蛋白、纤维蛋白原、甲状腺球蛋白、铁蛋白、铜蓝蛋白、黏蛋白等，还有血脂，包括胆固醇、甘油三酯、低密度脂蛋白、高密度脂蛋白，以及血糖等成分。其中纤维蛋白原、球蛋白、β 脂蛋白、胆固醇、甘油三酯等成分对血浆黏度的影响最大。

血浆黏度测定的原理是在相同切变率下，一定体积的受检血浆，流经一定半径和一定长度的毛细管所需要的时间与该管两端压力差，计算出血浆黏度。

【参考区间】

毛细管式黏度计法：1.12~1.64mPa·s

【异常结果解读】

血浆黏度升高

1）血脂增高的疾病：如高脂血症、脂肪肝、动脉粥样硬化、糖尿病等。

2）血浆纤维蛋白原增高的疾病：如肝硬化、急性心肌梗死、急性脑梗死。

3）血浆球蛋白增高的疾病：如多发性骨髓瘤、原发性巨球蛋白血症、自身免疫性疾病等。

（三）全血还原黏度

全血还原黏度（也称单位血细胞比容黏度）是除去红细胞浓度这个影响因素后的全血黏度。以全血黏度与血细胞比容之比表示。其实际上是反映单位红细胞浓度时血黏度的高低，使血黏度校正到同一血细胞比容浓度的基础上进行比较。全血还原黏度反映的是红细胞自身因素对血黏度的影响。

【参考区间】

全血还原黏度是根据全血黏度和血细胞比容计算出来的。不同厂家的仪器，不同的检测方法，参考值不同，请参考各实验室给出的参考范围。

【异常结果解读】

（1）全血还原黏度（高切）：其升高的直接原因是红细胞刚性增高（变形能力降低）。

（2）全血还原黏度（低切）：其升高的直接原因是红细胞聚集性增加，相叠成串似"缗钱状"，使红细胞流动性变差，血黏度升高。

(四) 红细胞变形性

正常红细胞并不是球形的,而是双凹圆盘形,细胞膜有弹性,在血液中流动时,为了通过不同大小的血管(特别是毛细血管),其形状是可以根据需要而拉伸变化的。因此,红细胞变形能力是否正常,对保障血液的流动性和微循环的有效灌注起着重要作用。

红细胞变形性受到红细胞自身因素(内因)和外在因素(外因)的影响,内因包括红细胞膜的弹性、红细胞内液的黏度和红细胞的几何形状等;外因包括血管内径、红细胞浓度、血浆黏度、pH 值、渗透压等。有些疾病,红细胞呈球状、棘状、口状,这些红细胞变形能力差,表观黏度高。实验证明,红细胞膜表面积 / 血细胞容积的比值愈大,变形能力越强;红细胞越近球形,这一比值越小,变形能力越差。血液流动性下降,容易导致局部组织缺血、缺氧、功能损伤和疾病的发生。

红细胞变形性是指红细胞在外力作用下变化形状的能力,测定指标包括红细胞刚性指数、红细胞变形指数和红细胞滤过指数。

(1)红细胞刚性指数(IR): 是反映红细胞"硬度"的指标,刚性指数高表示红细胞变形能力下降。用全血黏度(高切)除以血浆黏度和血细胞压积来计算。$IR=(\eta b/\eta p-1) \times (1/HCT)$,该指数越大,即说明细胞刚性越高(注: ηb 全血黏度, ηp 血浆黏度, HCT 血细胞压积)。

(2)红细胞变形指数(TK): 是表示红细胞变形能力的指标,是红细胞刚性指数的另一种计算方法, $TK=(1-\eta_r^{-0.4})/HCT$, TK 值愈大,红细胞变形性愈差(注: $\eta_r = \eta_{全血高切} / \eta_{血浆}$)。

(3)红细胞滤过指数(FI): 是等量红细胞悬浮液通过核孔滤膜仪的微孔滤膜所记录的时间。该指数取决于红细胞的变形性。红细胞通过滤膜时间延长,FI 值增大,说明变形性降低。

【异常结果解读】

红细胞变形能力异常主要见于:

1)血液病:①红细胞内血红蛋白异常,常见于镰状红细胞贫血、珠蛋白生成障碍性贫血等;②红细胞膜结构异常,可见于球形红细胞增多症、椭圆形红细胞增多症、免疫性溶血性贫血等。

2）其他疾患：高脂血症、糖尿病、血管栓塞性疾病（如脑血栓、心肌梗死、冠心病和创伤等），以及原发性和继发性红细胞增多症（法洛四联症、肺心病等）。

（五）红细胞聚集指数

正常红细胞膜表面带负电荷，使红细胞相互排斥，分散悬浮于血液中，不容易发生聚集。红细胞聚集指数（RAI）是指血液的切变力降低到一定程度时，红细胞互相聚集、相叠成串形成所谓"缗钱状"聚集物的能力，是反映红细胞聚集性的一个客观指标。

【参考区间】

红细胞聚集指数：1.44~3.62

【异常结果解读】

红细胞聚集性增高，表示红细胞聚集性增强，全血黏度增高。凡能引起血浆纤维蛋白原和球蛋白含量增高，红细胞表面电荷密度降低的病理过程，均可引起红细胞聚集性增高，可见于急性心肌梗死、脑血栓、高脂血症，以及周围血管深静脉血栓等。

（六）红细胞电泳时间

红细胞表面带有负电荷，在直流电的电场中，红细胞从阴极向阳极泳动，红细胞泳动一定距离所需的时间叫红细胞电泳时间。影响电泳时间的因素主要与血浆中血脂、球蛋白、纤维蛋白原和血浆黏度有关。红细胞电泳时间延长，红细胞聚集性增强，全血黏度高。

【参考区间】

红细胞电泳时间：15.02~17.32s

【异常结果解读】

电泳时间延长　见于缺血性脑卒中、冠心病、肺心病、心肌梗死、高血压及系统性红斑狼疮等。

(七) 红细胞沉降率

红细胞沉降率 (ESR) 是指红细胞在一定条件下沉降的速率,简称血沉。正常情况下因红细胞膜表面的唾液酸带负电荷,使红细胞相互排斥,维持红细胞彼此分散悬浮于血浆中,故沉降较慢。使红细胞沉降加速的主要原因是红细胞聚集,而影响红细胞聚集的主要因素是血浆中的一些大分子蛋白质,如纤维蛋白原、球蛋白、免疫复合物等,它们因带有正电荷可以中和红细胞表面的负电荷,促使红细胞聚集,使血沉加速。白蛋白则相反,具有抑制红细胞聚集的作用。血浆中脂类物质对红细胞聚集也有影响,胆固醇和甘油三酯有促进作用,使血沉加速。此外,红细胞的数量、形状和大小等变化也可影响其沉降速率,贫血时红细胞数量减少,红细胞下沉的阻力减小,血沉加快,反之红细胞数量增多,血沉减慢。

【参考区间】

红细胞沉降率:男性 <15mm/h

女性 <20mm/h

【异常结果解读】

(1)生理性增快:妇女月经期血沉增快,可能与子宫内膜破损及出血有关。妊娠 3 个月以后血沉加快,这可能与生理性贫血及纤维蛋白原含量增加有关。60 岁以上的老年人因血浆纤维蛋白原含量增加而使血沉加快。

(2)病理性增快

1)炎症性疾病:急性细菌性感染、风湿热活动期、肺结核活动期血沉加快,病情好转时血沉减慢。

2)组织损伤及坏死:较大面积的组织损伤如心肌梗死、肺梗死或手术创伤可使血沉加快。

3)恶性肿瘤:增长迅速的恶性肿瘤,可能因为血中球蛋白增加,肿瘤组织坏死、贫血等使血沉加快。

4)各种原因所致的高球蛋白血症:如恶性淋巴瘤、多发性骨髓瘤、系统性红斑狼疮、类风湿关节炎、亚急性感染性心内膜炎等可使血沉加快。慢性肾炎、肝硬化时,白蛋白减少,球蛋白增加,血沉也明显加快。

5）贫血：血红蛋白 <90g/L 时，血沉轻度加快，并随着贫血加重而明显加快。

6）高胆固醇血症：如动脉粥样硬化、糖尿病、肾病综合征等因血中胆固醇增高，血沉加快。

（八）血黏度综合解读

血黏度检测对心脑血管疾病的预防、诊断具有一定的价值，而且愈来愈受到人们的重视，但值得注意的是，在解读血黏度检测报告时，应认识到血黏度并无疾病特异性，它只是个参考性指标，可以是疾病的病因，也可能是疾病的后果，如高血脂、高血压、脱水、血液浓缩、红细胞增多症、纤维蛋白原增多症、糖尿病、肺心病、冠心病、脑血栓等，均可出现血黏度升高。因此，当检验报告有血黏度升高时，应结合临床症状和其他检验项目，如血压、血脂、血糖等一起进行综合分析才能作出诊断。疾病的病理生理变化是很复杂的，试图通过血黏度参数来做脑卒中预报是不科学的。

另外，血黏度检测还受到许多因素的影响，如喝水会稀释血液，使血黏度降低；冬天气温低，使血黏度升高，夏天气温高，使血黏度降低；某些药物，如阿司匹林可使血黏度降低。再加上不同地区人们的生活习惯不同，对血黏度也有影响，因此，决不能凭一次血黏度升高就认为患有心脑血管疾病，而忧心忡忡。

血黏度检测结果还与检测设备、检测方法有关，不同的仪器检测结果不同，不能比较，一定要与体检报告上给出的参考范围比较。

五、红细胞 ABO 血型鉴定

【标本采集】

取静脉血少许，放入生理盐水中混匀，配成 2% 红细胞液。

【参考范围】

根据红细胞膜上的 A、B 凝集原和血清内抗 A、抗 B 凝集素的不同，将人的红细胞血型分为 A、B、O、AB 四型，详见表 1-5。

表1-5　用标准血清及标准红细胞鉴定 ABO 血型结果

标准血清 + 受检者红细胞			标准红细胞 + 受检者血清			被鉴定者血型
抗 A（B 型血清）	抗 B（A 型血清）	抗 A+ 抗 B（O 型血清）	A 型红细胞	B 型红细胞	O 型红细胞	
+	−	+	−	+	−	A 型
−	+	+	+	−	−	B 型
−	−	−	+	+	−	O 型
+	+	+	−	−	−	AB 型

【结果解读】

　　血型是由遗传基因决定的,一般情况下人的血型是不会改变的,但在特殊情况下,如造血干细胞移植、肿瘤、白血病时有可能发生改变。父母血型的遗传规律见表 1-6。

表1-6　父母血型的遗传规律

父母血型	子女可能的血型	子女不可能的血型
O+O	O	A,B,AB
A+O（或 O+A）	A,O	B,AB
B+O（或 O+B）	B,O	A,AB
AB+O（或 O+AB）	A,B	O,AB
A+A	A,O	B,AB
B+B	B,O	A,AB
AB+AB	A,B,AB	O
A+B（或 B+A）	A,B,AB,O	无
A+AB（或 AB+A）	A,B,AB	O
B+AB（或 AB+B）	A,B,AB	O

六、出血和血栓检验

(一) 血浆凝血酶原时间

在被检者血浆中加入 Ca^{2+} 和组织凝血活酶,观测血浆凝固的时间,即血浆凝血酶原时间(PT)。它是外源性凝血系统较为灵敏和最常用的筛查试验。

【参考区间】

(1)仪器法:11~13 秒,超过正常对照值 3 秒为异常。

(2)凝血酶原时间比值(PTR)= 受检血浆 PT(秒)/ 正常人血浆 PT(秒),参考区间为 0.86~1.15。

(3)国际标准化比值(INR)=PTR^{ISI},参考区间为 0.9~1.3。ISI 为国际灵敏性指数,ISI 越小,组织凝血活酶的灵敏性越高。因此做 PT 检测时必须用标有 ISI 值的组织凝血活酶。

【异常结果解读】

(1)INR 是口服抗凝药是否适量的监测指标,我国推荐 INR 最适值为 2.0~3.0。

(2)PT 延长:①先天性凝血因子 I、II、V、VII、X 缺乏;②获得性凝血因子缺乏,如严重肝病、维生素 K 缺乏、纤溶亢进、弥散性血管内凝血(DIC)、口服抗凝药物和血液循环中有异常抗凝物质。

(3)PT 缩短:见于血液高凝状态,如 DIC 早期、心肌梗死、脑血栓、深静脉血栓(DVT)等。

(二) D- 二聚体

D- 二聚体(D-dimer,DD)是纤维蛋白降解产物(FDP)中的一个片段,是体内血栓形成和继发性纤溶亢进的特异性标志物。

【参考区间】

乳胶凝集法:阴性

免疫比浊定量分析:<0.5mg/L

【**异常结果解读**】

D- 二聚体阳性见于：

1）心肌梗死、脑梗死、肺栓塞、恶性肿瘤、外科手术、炎症、感染、妊娠等。

2）继发性纤溶症（如 DIC），D- 二聚体为阳性；而原发性纤溶症，D- 二聚体为阴性或不升高，此检测是两者鉴别的重要指标之一。

3）D- 二聚体是溶栓治疗的监测指标之一。D- 二聚体正常，对排除深静脉血栓（DVT）有重要价值。

第二章
肝功能检验

肝脏是人体的化工厂，是蛋白质和各种酶合成的器官，是生物转化和解毒的器官，又是消化液分泌与解毒物质的排泄器官。临床上把了解肝脏功能状况的试验称为肝功能检验，它可以帮助我们了解肝脏是否有损伤、损伤的程度、种类和轻重等。

肝功能检验指标很多、很复杂，这里主要介绍和解读健康体检中常做的一些指标，如血清蛋白质、血清酶、胆红素和胆汁酸等检验。

一、血清蛋白质检验

肝脏是合成蛋白质最重要的器官，可合成白蛋白、糖蛋白、脂蛋白、凝血因子及各种转运蛋白等。当肝细胞损伤时，体液中这些蛋白质的含量将会发生变化，因此测定血清蛋白含量对肝脏疾病的诊断有重大价值。

（一）总蛋白、白蛋白、球蛋白及白蛋白／球蛋白比值

白蛋白几乎都由肝脏合成，是机体的营养物质，具有很多重要的生理功能，如维持血容量、血液胶体渗透压，当白蛋白减少时，可出现腹水。白蛋白又是转运各种维持生命必需物质如激素、离子、微量元素的载体，也是转运各种有害物质如胆红素、毒素的载体，还是各种药物的载体。球蛋白包括各种具有抗体活性的免疫球蛋白，以及肝脏合成的补体、糖蛋白、脂蛋白、酶等物质。总蛋白是白蛋白和球蛋白相加的总和。

【参考区间】

总蛋白（TP）65~85g/L（双缩脲法）

白蛋白（ALB）40~55g/L（溴甲酚绿法）

球蛋白（GLB）20~40g/L（总蛋白 - 白蛋白 = 球蛋白）

白蛋白 / 球蛋白比值（A/G）1.2~2.4：1

【异常结果解读】

（1）白蛋白降低：①肝细胞病变，蛋白质合成减少；②蛋白质丢失过多，如肾病综合征、严重烧伤等；③蛋白质摄入不足，如营养不良；④慢性消耗性疾病，如恶性肿瘤、慢性结核、甲状腺功能亢进等。

（2）球蛋白升高：①慢性肝脏疾病，如肝硬化；②自身免疫性疾病，如风湿病；③慢性感染性疾病，如结核、麻风等；④恶性疾病，如多发性骨髓瘤、巨球蛋白血症等。

（3）总蛋白降低：病因基本同白蛋白降低。

（4）总蛋白升高：①急性失水所致血液浓缩；②多发性骨髓瘤、巨球蛋白血症等。

（5）A/G 比值 <1：提示有慢性肝脏实质性损害，如慢性肝硬化。

（二）血清蛋白电泳

血清总蛋白是由多种蛋白组成的，在碱性条件下，血清蛋白皆带阴电荷，在电场中向阳极泳动。因各种蛋白质的等电点和分子量不同，泳动速度也不同，因此通过血清蛋白电泳（SPE）可将血清中的蛋白质分为：白蛋白、α_1 球蛋白、α_2 球蛋白、β 球蛋白和 γ 球蛋白。

【参考区间】

醋酸纤维薄膜电泳法：

白蛋白 35~52g/L（57%~68%）

α_1 球蛋白 1.0~4.0g/L（1%~6%）

α_2 球蛋白 4.0~8.0g/L（5%~11%）

β 球蛋白 5.0~10.0g/L（7%~13%）

γ 球蛋白 6.0~13.0g/L（10%~18%）

【异常结果解读】

血清蛋白电泳在各种疾病中的变化，见表 2-1。

表2-1 各种疾病的蛋白电泳变化情况

病名	白蛋白	球蛋白			
		α_1	α_2	β	γ
慢性肝炎	↓		↓	↓	↑
肾病综合征	↓↓		↑↑	↑	↓
弥漫性肝损害	↓↓	↓	↓	↓	↑
肝硬化	↓↓	↓	↓	↑	↑↑
多发性骨髓瘤*	↓			↑	↑↑
慢性感染			↑		↑

注：↑↑ 显著增加；↑ 轻度增加；↓ 轻度减少；↓↓ 显著减少。*多发性骨髓瘤患者在 β、γ 之间或 γ 区可见 M 蛋白区带。

（三）前白蛋白

前白蛋白（PAB）是由肝脏合成的糖蛋白，分子量比白蛋白小，电泳速度较白蛋白快，在电泳图谱中，位于白蛋白前方。前白蛋白可反映肝脏合成和分泌蛋白质的功能，是肝功能损害的早期指标，也是判断机体营养状况的良好指标。

【参考区间】

免疫比浊法：250~400mg/L

【异常结果解读】

前白蛋白降低

1）是早期肝功能损伤的指标，急性肝炎时，前白蛋白降低常早于其他血清蛋白的变化。

2）是营养不良的诊断和监测指标。

3）前白蛋白降低还可见于长期慢性感染、晚期恶性肿瘤等。

二、血清酶测定

肝脏是人体含酶量最丰富的器官，当肝脏有损伤时，许多酶便从受损肝细胞中大量逸出,进入血液中;另外一些酶在肝细胞受损时生成减少。因此,血清酶浓度的变化能反映肝脏的受损情况。

(一) 丙氨酸转氨酶

丙氨酸转氨酶(ALT),俗称谷丙转氨酶(GPT),广泛存在于身体组织细胞内,以肝细胞内含量最多,只要有 1% 的肝细胞损伤,即可使血清中酶活性增高 1 倍。因此,ALT 是最敏感的肝功能检测指标之一,任何原因引起的肝细胞损伤,均可导致 ALT 升高。

【参考区间】

速率法(试剂中含磷酸吡哆醛): 男 9~60U/L

女 7~45U/L

【异常结果解读】

丙氨酸转氨酶升高

1)肝胆系统疾病:急、慢性肝炎、中毒性肝炎、脂肪肝、胆石症、胆囊炎等。

2)心血管疾病:心肌梗死、心肌炎、充血性心力衰竭伴肝肿大等。

3)骨骼肌疾病:多发性肌炎、肌营养不良等。

4)药物中毒性肝炎:如服用异烟肼、利福平、氯丙嗪、甲巯咪唑等。

注意:健康人在剧烈运动、重体力劳动、熬夜后有可能升高,若出现该情况,应在充分休息后复查。

(二) 天冬氨酸转氨酶

天冬氨酸转氨酶(AST),俗称谷草转氨酶(GOT),存在于全身各种组织中,以心肌中的含量最丰富,在肝脏中含量为第二位,当心肌细胞和肝细胞有损伤时,血清中 AST 活性明显升高。AST 曾是心肌酶谱中的一种酶,但由于其特异性较差,加上已有许多更好的心肌损伤标志物出现,故目前 AST 已很少用于心肌酶的检测。

【参考区间】

速率法(试剂中含磷酸吡哆醛): 男 15~45U/L

女 13~40U/L

【异常结果解读】

天冬氨酸转氨酶升高

1) 肝胆系统疾病：如急、慢性肝炎、中毒性肝炎、酒精性脂肪肝、胆囊炎、胆石症等。

2) 心肌梗死、心肌炎时 AST 升高：一般心肌梗死后 6~8 小时开始升高，18~24 小时达高峰，3~6 天降为正常。由于 AST 并非心肌细胞所特有，肝细胞受损时 AST 也有明显升高，所以要结合临床进行判断。

3) 其他疾病：如骨骼肌损伤、肌炎、胸膜炎、肾炎、肺炎等也可轻度升高。

4) AST/ALT 比值：急性病毒性肝炎 <1；肝硬化、重症肝炎、肝坏死时 >1。

(三) 碱性磷酸酶

碱性磷酸酶（ALP）广泛存在于机体各组织器官，主要分布于肝、骨、肾、小肠和胎盘等。ALP 在碱性环境下能水解多种磷酸单酯化合物。血清中 ALP 主要来自于肝脏和骨骼。在儿童骨骼的生长阶段、妇女妊娠等情况下，ALP 活性可显著增高。肝脏合成的 ALP 经胆管排入十二指肠，当胆汁排出障碍时 ALP 升高。

【参考区间】

速率法：男（成人）45~125U/L

女（20~49 岁）35~100U/L

女（50~79 岁）50~135U/L

【异常结果解读】

碱性磷酸酶升高

1) 生理性增高：妊娠和生长发育的儿童。

2) 肝胆系统疾病：阻塞性黄疸、胆管炎、胆石症、肝炎、肝硬化、肝癌等。

3) 骨骼系统疾病：佝偻病、骨质疏松症、骨癌、恶性肿瘤骨转移、骨折恢复期等。

4) 内分泌性疾病：甲状旁腺功能亢进症、肢端肥大症等。

(四)γ- 谷氨酰转移酶

γ- 谷氨酰转移酶(GGT 或 γ-GT)在肝脏的活性强度居第 3 位(肾 > 胰 > 肝),而胚胎期则以肝内最多。一般认为成人血清中的 GGT 主要来自肝脏,大部分酶分布于肝细胞毛细胆管侧上皮细胞和整个胆道系统,在胆汁淤积、胆道炎症时,肝内合成亢进。酒精性肝损害时,血清 GGT 明显升高。

【参考区间】

速率法:男 10~60U/L

女 7~45U/L

【异常结果解读】

γ- 谷氨酰转移酶升高

1)胆道系统疾病:各种原因致肝内、外梗阻,如胆结石、胆囊炎、胆管炎、胰腺炎等,使 GGT 合成增加,排出受阻,反流入血,使血清 GGT 明显升高。

2)肝脏疾病:急性肝炎 GGT 中度升高(<200U),慢性活动性肝炎及肝硬化进展期 GGT 大多升高,可作为慢性肝炎活动的指标。

3)酒精性肝病:急性酒精性肝炎、酒精性肝硬化,GGT 是升高最明显或唯一升高的酶指标,是酒精性肝病的重要特征。

4)原发性和继发性肝癌:肝内胆汁淤积,诱使肝脏产生大量 GGT,肝癌细胞也能产生 GGT,因而血清 GGT 明显升高,可达几倍甚至几十倍。

(五)胆碱酯酶

胆碱酯酶(ChE),又称酰基胆碱水解酶,可分为两类。临床常规检测的血清胆碱酯酶(SChE)是指假性胆碱酯酶(PChE)或胆碱酯酶 Ⅱ,简称为 ChE,主要在肝脏合成,用于评估肝脏的储备功能和慢性肝病的预后。有机磷对胆碱酯酶有强烈的抑制作用。

【参考区间】

速率法:5 000~12 000U/L

【异常结果解读】

胆碱酯酶降低

1)有机磷杀虫剂中毒。

2)慢性肝病、重症肝炎、肝硬化失代偿期。由于 ChE 在肝脏合成,血清 ChE 活性越低,病情越差,持续降低无回升迹象者表示预后不良。

(六) 腺苷脱氨酶

腺苷脱氨酶(ADA)是一种参与嘌呤核苷分解代谢的水解酶,广泛分布于人体各组织中,以胸腺和淋巴组织中含量最高,是一种与机体细胞免疫功能有关的核酸代谢酶。血液中的 ADA 主要来自肝脏,因此也是反映肝损伤的指标。

【参考区间】

比色法:8~24U/L

【异常结果解读】

腺苷脱氨酶升高

1)肝脏疾病:如急性黄疸肝炎、慢性肝炎、肝硬化等。

2)急性淋巴细胞白血病、恶性淋巴瘤等。

3)胸腹水的鉴别诊断:结核性胸腹水中 ADA 明显升高,癌性次之,漏出液最低。

(七) 单胺氧化酶

单胺氧化酶(MAO)是一组作用于单胺类化合物氧化脱氨的酶,主要存在于肝脏中,其他如肾、胃、小肠等组织也有分布。血清中的 MAO 活力和肝纤维化程度有一定的关系,能促进结缔组织的成熟,使胶原与弹性硬蛋白结合。

【参考区间】

比色法:12 000~40 000U/L(12~40U/mL)

【异常结果解读】

单胺氧化酶升高

1)重症肝炎、重症肝硬化。但一般性急、慢性肝炎、早期肝硬化等,MAO 升高不明显。

2)慢性心功能不全,进行性硬皮症等患者,常伴有结缔组织增生,MAO可见升高。

(八)淀粉酶

淀粉酶(AMY)是水解淀粉和糖原的酶类总称,血清淀粉酶主要由唾液腺和胰腺分泌。在正常情况下,胰腺分泌的淀粉酶随消化液进入肠道,少量可进入血液循环。由于淀粉酶分子量较小,进入血液的淀粉酶可通过肾小球滤过,随尿排出,所以血清淀粉酶增高也可反映在尿中。引起血清淀粉酶活性增高的原因有胰腺组织的炎症损伤和胰腺分泌液排泄受阻。

【参考区间】

麦芽七糖法:35~135U/L

【异常结果解读】

淀粉酶升高

1)急性胰腺炎时,血和尿淀粉酶可明显升高,首先是血清淀粉酶在发病后2~12小时开始升高,20~48小时达到高峰,然后下降,持续3~5天;尿淀粉酶在发病后12~24小时开始升高,晚于血清淀粉酶。血、尿淀粉酶越高,急性胰腺炎可能性越大,但淀粉酶升高的程度与病情严重性和预后并不一致。

2)慢性胰腺炎、胰腺肿瘤、流行性腮腺炎、急性腹膜炎、阑尾炎等可有轻度升高。

(九)脂肪酶

脂肪酶(LPS)即甘油三酯水解酶,是一类特殊的分解脂肪酯键的水解酶。人体脂肪酶主要来自于胰腺,是临床上诊断急性胰腺炎的重要指标。

【参考区间】

BMD浊度法(30℃):<110U/L(成人)

【异常结果解读】

脂肪酶升高

1)急性胰腺炎时,血清脂肪酶在发病后24小时升高,持续7~10

天,其敏感性和特异性优于血清淀粉酶测定。

2)慢性胰腺炎、胰腺癌时可升高。急性胆囊炎、胆结石发作时也可见升高。

三、胆红素和胆汁酸代谢物测定

正常人血液中的胆红素绝大部分是由衰老红细胞中的血红蛋白衍化而成,这种胆红素(称未结合胆红素)与血液中的白蛋白结合后被运输到肝脏,在肝细胞中与葡萄糖醛酸结合,形成水溶性的结合胆红素,再排至胆汁中,并随胆汁进入肠道。结合胆红素在肠道经细菌作用下还原为尿胆原,随粪便排出。一部分尿胆原自肠道吸收进入门静脉,大部分被肝细胞摄取再排至胆汁中,形成胆红素的肠肝循环;还有一小部分从门静脉进入体循环,经肾脏从尿中排出。

(一) 总胆红素和结合胆红素

血清胆红素(Bil)分为结合胆红素(CB),也称直接胆红素(D-Bil),未结合胆红素(UCB)也称间接胆红素(I-Bil),二者之和为总胆红素(TB)。正常人血清中 80% 以上是未结合胆红素,为脂溶性,不能通过肾脏排出,对人体有一定的毒性;结合胆红素是经过肝脏处理的,为水溶性,可通过肾小球滤过随尿排出。当胆红素生成过多或肝脏摄取、结合、转运能力下降,或胆红素排泌障碍时,均可引起血中胆红素的升高,临床表现为黄疸。

【参考区间】

重氮反应法:

总胆红素(TB)5.1~21μmol/L

结合胆红素(CB)1.7~6.8μmol/L

未结合胆红素(UCB)3.4~13.6μmol/L

【异常结果解读】

血清总胆红素 >21μmol/L 为总胆红素增高,但在 21~34.2μmol/L 时,眼睛不易观察出皮肤、巩膜发黄,称为隐性黄疸;34.2~171μmol/L 为轻度黄疸;171~342μmol/L 为中度黄疸;>342μmol/L 为重度黄疸。

血清胆红素增高：

1）总胆红素、结合胆红素和未结合胆红素都增高，常见于肝细胞性黄疸，如急性黄疸性肝炎、重症肝炎、慢性活动性肝炎、中毒性肝炎、肝硬化等。

2）总胆红素和结合胆红素增高，见于阻塞性黄疸，如胆结石、胆道梗阻、肝癌、胰头癌等。

3）总胆红素和未结合胆红素升高，常见于溶血性黄疸，如血型不合的输血、溶血性贫血、恶性疟疾等。

（二）尿胆红素

正常人尿胆红素（U-Bil）为阴性。当血液中结合胆红素升高，超过肾脏阈值时，结合胆红素可从尿中排出，尿胆红素定性为阳性。

【参考区间】

定性试验：阴性

【异常结果解读】

（1）肝细胞性黄疸：急、慢性肝炎时，由于肝细胞受损，部分结合胆红素从受损肝细胞进入血液，然后经肾脏从尿中排出，尿胆红素阳性。

（2）阻塞性黄疸：由于胆结石、胆道肿瘤、胰头癌等压迫胆道，使胆汁排泄受阻，胆汁反流，胆汁中的部分结合胆红素进入血液循环，经肾小球滤过，从尿中排出，尿胆红素阳性。

（3）溶血性黄疸：由于体内红细胞破坏增多，大量血红蛋白被衍化成胆红素进入血液，患者出现黄疸，但这些胆红素未经肝脏处理，是脂溶性的未结合胆红素，它不能经肾脏从尿中排出，所以尿胆红素阴性，可以用于黄疸的鉴别诊断。

（三）尿胆原

血液中的结合胆红素随胆汁进入肠道后在肠道细菌的作用下，还原成尿胆原（URO），有一小部分从门静脉进入体循环，其中10%~20%经肾脏从尿中排出。因此正常人尿中含少量尿胆原。

【参考区间】

定性试验：阴性或弱阳性（1：20 稀释后为阴性）

【异常结果解读】

（1）尿胆原增多

1）急、慢性肝炎时肝细胞受损，肝脏处理胆红素的能力下降，同时对通过肠肝循环来到肝脏的尿胆原处理能力也下降，因此，血液中的尿胆原只能通过肾脏从尿中排出，故尿胆原增多。

2）溶血性黄疸时，血液中大量的胆红素进入肝脏，经肝脏处理后生成的结合胆红素明显增多，从胆汁中排出的结合胆红素也增多，进入肠道后经细菌还原的尿胆原也多，通过肠肝循环返回肝脏的尿胆原增加，超过了肝脏的处理能力，这些尿胆原只能经血液循环，通过肾脏从尿中排出，故尿胆原增多。

（2）尿胆原减少或缺乏

1）由于胆结石、胆道肿瘤、胰头癌等疾病，使胆汁进入肠道的通路梗阻，进入肠道的结合胆红素减少，肠道内生成的尿胆原也就减少，所以大便颜色变成灰白色。由于肠肝循环中尿胆原减少，使尿中排出的尿胆原也减少。如果胆道完全梗阻，尿胆原缺如。

2）长期服用抗生素，肠道菌群被抑制，尿胆原生成减少。

三种黄疸时尿胆红素及尿胆原检查结果见表 2-2。

表 2-2　三种黄疸的尿胆红素及尿胆原检查结果

类型	尿胆红素	尿胆原
肝细胞性黄疸	阳性	>1：20 阳性
溶血性黄疸	阴性	强阳性
阻塞性黄疸	强阳性	阴性

（四）总胆汁酸

胆汁酸（BA）是胆汁的主要成分，由肝细胞利用胆固醇为原料合成。合成的初级胆汁酸随胆汁进入肠道，帮助脂类物质消化吸收。同时，进入肠道的胆汁酸在细菌的作用下，转变成次级胆汁酸被肠道重吸收,经门静脉回到肝脏,肝细胞将其摄取再利用,与新合成的胆汁酸一起随胆汁进入肠道,此即胆汁酸的肠肝循环。当肝细胞损伤或胆道阻塞时,会引起胆汁酸代谢的障碍,血清总胆汁酸浓度会升高。血清总胆汁酸(TBA)浓度测定可提供肝胆系统功能是否正常的重要信息。

【参考区间】

酶法:0~10μmol/L

【异常结果解读】

总胆汁酸升高

1)肝细胞损害:如急性肝炎、慢性活动性肝炎、酒精性肝炎、中毒性肝炎、肝硬化等,尤其在肝硬化时,总胆汁酸阳性率明显高于其他指标。

2)胆道梗阻:胆石症、胆道肿瘤等肝内、肝外胆管阻塞时,胆汁酸排泄受阻,使血总胆汁酸升高。

3)门脉分流:门静脉系统有分流时,肠道中分解的胆汁酸经分流的门脉系统直接进入体循环,使血总胆汁酸升高。

(五) 甘胆酸

甘胆酸(CG)是胆酸与甘氨酸结合而成的结合型胆汁酸之一,由肝细胞合成,经毛细胆管、胆总管随同胆汁进入十二指肠,帮助脂类物质消化。95%的胆酸在回肠末端重吸收,经门静脉再回到肝脏,由肝细胞摄取再利用。血液中甘胆酸含量甚微,当肝细胞受损时,肝细胞摄取甘胆酸的能力下降,致使血液中甘胆酸含量增高;胆汁郁滞时,肝脏排泄胆酸发生障碍,甘胆酸反流进入血液循环中的含量增多,也使血清甘胆酸含量增高。

【参考区间】

放射免疫法:(1.3 ± 0.8)mg/L,范围 0.4~2.98mg/L

【异常结果解读】

甘胆酸升高

1)急性肝炎、慢性活动性肝炎、原发性肝癌患者,血清甘胆酸均明显升高。

2）胆石症伴黄疸患者,由于胆汁排泄功能障碍,血清甘胆酸显著升高。

3）肝硬化患者,血清甘胆酸含量升高,其升高的程度与肝硬化的病理发展进程成正相关,是临床判断肝硬化程度和预后的良好指标。

4）患妊娠肝内胆汁淤积症的孕妇,血清甘胆酸水平较正常孕妇显著增高,甚至可高10倍以上。孕妇血清甘胆酸增高是发生早产、胎儿宫内窘迫的重要原因。

四、肝纤维化标志物测定

（一）壳多糖酶 3 样蛋白 1

壳多糖酶3样蛋白1（CHI3L1）是糖基水解酶家族成员之一,在炎症和组织重塑中起重要作用。2019版《中国慢性乙型肝炎防治指南》指出,血清CHI3L1可预测丙氨酸转氨酶正常或轻度升高患者的中、重度肝脏纤维化。2018版《肝硬化肝性脑病诊疗指南》也指出血清CHI3L1在肝硬化、肝纤维化时表达明显增高,CHI3L1的表达水平反映了肝硬化、肝纤维化的程度。

【参考区间】

ELISA、化学发光法：<79ng/mL

【异常结果解读】

CHI3L1表达水平是肝纤维化辅助诊断、疗效监测的指标。在慢性肝病、酒精性肝硬化、血吸虫性肝硬化、肝癌患者中可见升高。

（二）Ⅲ型前胶原末端肽

Ⅲ型前胶原末端肽（PⅢP）是Ⅲ型前胶原经氨基端内切酶作用切下来的多肽片段,游离在血液中,其含量随胶原合成活跃而增加。

【参考区间】

放射免疫法：均值为100ng/L,>150ng/L为异常

【异常结果解读】

（1）PⅢP升高主要见于肝纤维化早期,但血清PⅢP升高无器官

特异性,也见于肝脏以外的其他疾病。

(2)慢性活动性肝炎、酒精性肝炎时血清 PⅢP 升高。

五、健康体检肝功能项目的选择

肝功能检验主要用于检查肝脏是否有损伤,是否有隐性黄疸,评估肝细胞损伤的程度,判断肝病的种类,评价疗效等。

健康体检肝脏疾病实验室检验项目的选择如下:

1. **血清酶检测**　首选转氨酶(ALT 和 AST),它们是肝脏受损最敏感的指标。如需做进一步检查,可增加 ALP,它是胆道系统受损和骨病的重要指标;GGT 是酒精性肝病、肝癌、胆囊炎的重要指标。因此,肝脏酶学检查,最好的配伍是 ALT、AST、ALP 和 GGT。

2. **血清蛋白质检测**　首选白蛋白,它是肝脏合成的主要蛋白质,对人体有重要作用,白蛋白降低是肝脏严重受损或机体营养不良的重要指标。如需做进一步检查,可增加总蛋白和球蛋白,特别是白蛋白和球蛋白比值(A/G 比值),当白蛋白和球蛋白比值 <1 时,是肝脏严重受损的指标。

3. **胆红素检测**　首选总胆红素,如果总胆红素在正常范围(<21μmol/L),不管直接胆红素偏高,还是间接胆红素偏高,意义都不大。如果总胆红素在 21~34.2μmol/L 之间,属于隐性黄疸,此时若转氨酶也升高,肝炎可能性大,应去医院做进一步检查,查找原因。

4. **肝纤维化标志物检测**　首选壳多糖酶 3 样蛋白 1(CHI3L1),它是《中国慢性乙型肝炎防治指南》和《肝硬化肝性脑病诊疗指南》推荐的指标,也是肝纤维化测定的新指标。

第三章
肾功能检验

肾脏具有排泄废物,调节体液酸碱平衡,维持机体内环境稳定,保持新陈代谢正常进行等重要作用。选择合适的肾功能检查,有助于了解病变部位、病程及疗效监测。

一、肾小球滤过功能试验

(一) 血清尿素

人体内蛋白质代谢的过程中会产生氨,氨是有毒的,必须在肝脏经过鸟氨酸循环,将两个分子的氨合成为尿素,再经血液循环,经肾小球滤过后随尿排出,因此有人说人体是氮肥的加工厂。当肾脏实质受到损害时,肾小球滤过率降低,尿素从尿中清除减少,使血中的尿素浓度增高。

【参考区间】

尿素酶法:1.8~7.1mmol/L

【异常结果解读】

血清尿素升高

1)肾脏损害:如慢性肾炎、严重肾盂肾炎、糖尿病肾病、肾结核和肾脏肿瘤等。由于人体有两个肾脏,因此肾脏的代偿功能非常强,一般要到肾功能受损较严重时(>70%的肾单位破坏),血清尿素才会升高,故它不能作为肾功能早期受损的指标。

2)肾前性少尿:如严重脱水、水肿、腹水、循环功能衰竭时,由于流经肾脏的血液减少,从肾小球滤过的尿素、肌酐、尿酸等也减少,使它们滞留在血液中而升高。

3)蛋白质摄入或分解过多:如高热、上消化道出血、大面积烧伤、甲状腺功能亢进、摄入大量蛋白食物等，均可致蛋白代谢活跃，尿素生成增多，出现非肾脏因素的高尿素血症。

因此，尿素测定并不能完全反映肾脏的功能情况，它不仅受到血液循环功能的影响，还受到蛋白质代谢的影响，所以不是检测肾功能的首选指标。

（二）肌酐

血液中的肌酐（Cr）有外源性和内源性两种，外源性肌酐是肉类食物在体内代谢后产生的；内源性肌酐是体内自身肌肉组织代谢后产生的。肌酐主要由肾小球滤过进入原尿，并不被肾小管重吸收，从而随尿排出体外。人们在肉类食物摄入量稳定的情况下，人体肌肉代谢产生的肌酐是比较恒定的，故临床认为血液中肌酐的浓度是衡量肾功能比较好的指标。

【参考区间】

苦味酸法：男性 53~132μmoI/L

女性 44~97μmoI/L

【异常结果解读】

血清肌酐升高

1）肾脏本身的问题：慢性肾炎肾功能不全、肾功能衰竭、肾小球滤过功能下降到正常人的 1/3 时，血清肌酐升高，故肌酐也不是肾功能早期受损的指标。

2）肾前性少尿：如心力衰竭、脱水，肾血流量减少，血肌酐浓度升高，但一般不超过 200μmol/L；肾血流改善后，血肌酐可恢复正常。

3）血清肌酐和尿素同时增高：表示肾功能已严重受损；尿素升高，血肌酐正常，可能不是肾脏本身的问题，而是由于蛋白质摄入或分解过多导致的。

（三）内生肌酐清除率

内生肌酐清除率（Ccr）是判断肾小球损害较敏感的指标，因为内生肌酐是身体内自己产生的肌酐，在控制饮食的情况下，每天产生的量和排出的量应该是恒定的,如果肌酐排出量减少,说明肾功能有问题。

【标本收集】

(1)受检者连续低蛋白饮食 3 天(蛋白质 <40g/d),避免剧烈运动。

(2)于第 4 天晨 8 时将尿排净,收集 24 小时尿液(加入 5mL 甲苯防腐)或收集 4 小时尿液,准确量取尿量,记录在化验单上,取其中 20mL 尿液送检,测定肌酐。

(3)留尿那一天采血 2mL 同时送检,测定血肌酐。

【计算公式】

$$Ccr = \frac{尿肌酐浓度 \times 每分钟尿量(mL/min)}{血肌酐浓度}(mL/min)$$

为排除人体体重和身高的影响,可用 $1.73m^2$ 的标准体表面积,对受检者的体表面积进行校准。具体方法是将上述公式算得的 $Ccr \times 1.73m^2/$ 受检者体表面积(m^2)。

【参考区间】

成人:$80\sim120mL/(min \cdot 1.73m^2)$

40 岁以后随着年龄增高,Ccr 逐年下降,70 岁时约为青壮年的 60%。

【异常结果解读】

内生肌酐清除率降低　见于急性肾小球肾炎,急、慢性肾功能衰竭。可根据内生肌酐清除率降低程度评估肾小球滤过功能受损的程度,Ccr 在 70~51mL/min 为轻度损害,50~31mL/min 为中度损害,低于 30mL/min 为重度损害。

(四) 尿酸

尿酸(UA)来源于机体嘌呤代谢和食物中核酸的分解代谢,是嘌呤代谢的最终产物。肝脏是尿酸主要的生成场所,除小部分尿酸可在肝脏进一步分解或随胆汁排泄外,大部分从肾脏排泄。尿酸可自由透过肾小球,但进入原尿的尿酸 90% 左右被肾小管重吸收,有小部分可经肾小管排泌。因此,血尿酸浓度受肾小球滤过功能、肾小管排泄和重吸收功能的综合影响。

【参考区间】

  酶法：男性 150~416μmol/L

     女性 89~357μmol/L

【异常结果解读】

  尿酸升高

  1) 肾功能减退：如急、慢性肾炎、晚期肾结核、严重肾盂肾炎、肾盂积水等。

  2) 核酸分解代谢增加：如白血病、多发性骨髓瘤、真性红细胞增多症及其他恶性肿瘤等。在肿瘤化疗时，血尿酸明显升高。

  3) 痛风和高尿酸血症：痛风是一种因嘌呤代谢异常，使尿酸累积升高而引起的代谢性疾病。临床特点为高尿酸血症和痛风性急性关节炎。

  急性痛风发作时表现为受累关节剧烈疼痛、肿胀、发红、发热，且症状发作比较突然，诱发因素可能与高嘌呤饮食、过度劳累、外伤有关。首次发作部位以大脚趾关节为主，慢性患者可累及踝关节、膝关节，甚至手指关节等。含嘌呤高的食物摄入增多，肾脏排泄尿酸减少，是血尿酸升高的重要原因。

  随着人们生活水平的提高，我们的饮食越来越丰富，很多人经常大鱼大肉，抽烟喝酒，这样就很容易引起嘌呤代谢紊乱和尿酸升高，从而导致痛风的发生，故有人称痛风为富贵病。目前尚无根治的好方法，所以预防是最重要的。控制饮食，少吃动物内脏和海鲜，限制白酒和啤酒，多喝水 (2 000mL/d) 促进尿酸排出是预防痛风的好方法。

(五) 胱抑素 C

  胱抑素 C (Cys-C) 是一个比较新的检测肾功能的项目。胱抑素 C 是半胱氨酸蛋白酶抑制剂，主要由人体内的有核细胞合成和分泌，分子量小，可自由通过肾小球滤过，并在近曲小管被重吸收，尿中仅有微量排出。由于胱抑素 C 分泌恒定，不受身高、体重、蛋白质和肌酐代谢的影响，干扰因素少，因此，认为是比肌酐测定更灵敏地反映肾小球滤过功能的可靠指标。

【参考区间】

免疫比浊法:血清 0.6~2.5mg/L

【异常结果解读】

胱抑素 C 升高 见于肾脏损害,如慢性肾炎、肾盂肾炎、肾结核、糖尿病肾病、高血压肾病等。在肾移植发生排斥反应时,血清胱抑素 C 升高早于肌酐和肌酐清除率。现临床推荐血清胱抑素 C 作为肾小球滤过功能的首选指标。

二、肾小管功能试验

(一) α_1- 微球蛋白

α_1- 微球蛋白(α_1-MG)属糖蛋白,因电泳时出现于 α_1 区带而得名。主要由肝细胞和淋巴细胞产生,分子量小,可自由从肾小球滤过,并在近曲小管被重吸收,仅有微量从尿中排出。α_1- 微球蛋白是反映近端肾小管重吸收功能的较敏感指标。

【参考区间】

免疫比浊法:血清 10~30mg/L,

尿液 <15mg/24h 尿

【异常结果解读】

(1)血清 α_1-MG 增高:见于原发性肾小球肾炎、肾功能衰竭所引起的肾小球滤过率下降。

(2)尿 α_1-MG 增高:见于肾小管早期病变,如糖尿病肾病、高血压肾病、妊娠高血压综合征、肾小管重金属中毒等,是肾脏近曲小管损害的标志蛋白。

(二) β_2- 微球蛋白

β_2- 微球蛋白(β_2-MG)是有核细胞(特别是淋巴细胞)膜上组织相容性抗原(HLA)的轻链蛋白组分,随 HLA 不断更新而降解后进入血液。β_2-MG 在电泳时因出现在 β_2 区带而得名。正常人 β_2-MG

生成量较恒定,为 150~200mg/d。由于分子量小,可自由从肾小球滤过,并在近曲小管被重吸收,仅有微量从尿中排出,是近端肾小管重吸收功能的实验诊断项目。由于肿瘤细胞分裂和增殖快,β_2-MG 的产生也快,超过肾小管重吸收阈值,就可出现血和尿 β_2-MG 增多。因此,β_2- 微球蛋白也是一个肿瘤标志物。

【参考区间】

免疫比浊法:血清 1.0~2.0mg/L

尿液 <0.3mg/L

【异常结果解读】

(1)血 β_2-MG 升高而尿 β_2-MG 正常:提示肾小球滤过功能受损,见于急、慢性肾小球肾炎等。

(2)血 β_2-MG 正常而尿 β_2-MG 升高:见于近端肾小管功能受损、肾移植排斥反应等。

(3)血、尿 β_2-MG 均升高:见于恶性肿瘤(如原发性肝癌、肺癌、骨髓瘤、白血病等)、自身免疫性疾病(如系统性红斑狼疮)、慢性肝炎、类风湿关节炎等。

注意:测定尿 β_2-MG 浓度时,由于其在酸性尿中极易分解,故尿收集后应及时测定。若需贮存批量检测,应将酸性尿调至 pH 7 并冷冻保存。

(三)尿微量白蛋白

血液中的白蛋白正常情况下几乎不可能从肾小球滤过进入尿液,就是有一点,用常规方法也检测不到,要用很灵敏的方法才能测出来,所以叫尿微量白蛋白(U-MA 或 MAU)。它能反映肾脏有无异常渗漏的小分子白蛋白,是肾脏轻微受损的早期敏感指标。

【标本收集】

(1)取随机尿测定尿白蛋白和尿肌酐浓度,计算尿白蛋白/尿肌酐比值(UACR 或 ACR)。

(2)留取 24 小时尿液,测定尿白蛋白总量,计算出尿白蛋白排泄率,或留取某一时段的尿液(8 小时),测定尿白蛋白排泄率(UAER 或 AER)。

【参考区间】

免疫比浊法：尿白蛋白 / 尿肌酐比值（ACR）<30mg/g 肌酐

尿白蛋白排泄率（AER）<30mg/24h 尿（<20μg/min 尿）

【异常结果解读】

尿微量白蛋白增高为糖尿病、高血压、系统性红斑狼疮等全身性疾病早期肾损伤的敏感指标，结合病史和临床症状可以比较准确地判断病情。有糖尿病和高血压的人应定期检测尿微量白蛋白，以便早期发现肾脏损害，一般每年一次，已经发现有增高的患者，应每3~6 个月测定一次，这对于糖尿病肾病、高血压肾病的防治起到积极的作用。

三、健康体检肾功能项目的选择

肾功能检验的目的主要是用于检查肾脏是否有损伤，估计肾功能损伤的程度，判断肾病的种类和评价疗效等。但由于我们人体有两个肾脏，每个肾脏含有 100 多万个肾单位，平时大约只需要开放其中的 20%，就可满足人体的需要。一个正常健康人，在捐献一侧肾脏后，肾功能完全不受影响，说明肾脏具有强大的储备功能。只有当70% 以上的肾单位受损时，血清尿素、肌酐等生化指标才会升高，这对肾脏疾病的早期防治是极为不利的。

目前认为，肾脏受损最敏感的指标是尿微量白蛋白（U-MA），其次是血清胱抑素 C（Cys-C）。在尚未开展 Cys-C 的地方，可测定肌酐（Cr）。由于血清尿素测定受饮食因素的影响，故不在首选之列。

内生肌酐清除率是评估肾小球滤过功能受损程度较敏感的指标，但尿液标本留取比较麻烦，不适合健康体检，主要用于肌酐升高的肾脏疾病的诊断和肾功能受损程度的判断。

如果要排除高尿酸血症和痛风的可能性，则要检测血清尿酸。

第四章
胃功能与幽门螺杆菌检验

一、胃功能检测

（一）胃蛋白酶原Ⅰ、Ⅱ和 PGⅠ/PGⅡ比值

胃蛋白酶原（PG）是胃蛋白酶的前体物质，无酶活性。根据其免疫原性不同，可将胃蛋白酶原分为两个亚群：PGⅠ来源于胃底腺的主细胞和颈黏液细胞，PGⅡ则来源于胃底腺、胃窦幽门腺和近端十二指肠。胃黏膜细胞合成的 PG 大部分进入胃腔，在酸性胃液的作用下活化成具有活性的胃蛋白酶来帮助消化，通常只有少量（约1%）的 PG 透过胃黏膜毛细血管进入血液循环。因此，血液中 PG 的浓度变化可反映胃黏膜腺体的分泌水平和功能变化，当胃黏膜发生病理变化时，血清的 PG 含量也随之发生改变，起到胃病筛查的作用。

【参考区间】

ELISA 法：

血清 PGⅠ 70~200μg/L

  PGⅡ 3~15μg/L

  PGⅠ/PGⅡ比值（PGR）>7

【异常结果解读】

（1）消化性溃疡：胃溃疡和十二指肠溃疡患者的 PGⅠ和 PGⅡ明显升高，PGⅠ/PGⅡ比值也升高，治疗后下降，复发时又升高。因此血清 PG 检测可作为消化性溃疡辅助诊断和疗效的评价指标。

（2）幽门螺杆菌（HP）感染：HP 感染者血清 PGⅠ和 PGⅡ都升高，尤其是 PGⅡ，因此 PGⅠ/PGⅡ比值下降。根除 HP 后，PGⅠ和

PGⅡ下降,PGⅠ/PGⅡ比值上升。

(3)慢性萎缩性胃炎:当胃底腺出现萎缩时,主细胞数量减少,PGⅠ水平下降,PGⅠ/PGⅡ比值也降低,对诊断慢性萎缩性胃炎有较高的特异性。PGⅠ下降和PGⅠ/PGⅡ比值进行性降低与胃黏膜萎缩进展相关,是中、重度萎缩性胃炎的敏感和特异的指标。

(4)与胃黏膜泌酸腺细胞功能的关系:胃酸分泌增多,PGⅠ升高;胃酸分泌减少或胃黏膜腺体萎缩,PGⅠ降低。

(5)胃癌高危人群初筛的指标:医学研究指出,慢性萎缩性胃炎患者的胃癌风险很高,对于早期发现胃癌有重要意义。《中国早期胃癌筛查流程专家共识意见(草案)》(2017,上海)提到,将PGⅠ≤70μg/L且PGR≤3作为针对无症状健康人群的胃癌筛查界限值,具有较好的筛查效果。

(二)胃泌素-17

胃泌素是胃幽门部G细胞分泌的一种胃肠激素,根据其肽链长短可区分为胃泌素-71、-52、-34、-17、-14等,具有促进胃酸、胃蛋白酶原、胰液的分泌,以及胃黏膜组织生长、胃肠道平滑肌蠕动等作用。在正常情况下,体内最多的是胃泌素-17(G-17)。胃幽门窦受到食物的机械性刺激,会促进胃泌素分泌,使胃酸增加;而过多的胃酸会抑制胃泌素的分泌,通过反馈机制致使G-17的水平下降,从而起到相互调节的作用。

【参考区间】

ELISA法(空腹):血清2.0~15pmol/L

【异常结果解读】

(1)胃与十二指肠溃疡:G-17升高在胃、十二指肠溃疡的发病中起到很重要的作用,过量的胃泌素造成胃酸分泌过多,导致溃疡发生。

(2)慢性萎缩性胃炎:①胃体萎缩者,胃酸分泌减少,通过反馈调节可使血清G-17分泌增加而升高;②胃窦萎缩和全胃萎缩者,由于胃窦部G细胞减少,G-17分泌减少(G-17主要在胃窦部产生)。

(3)幽门螺杆菌感染患者G-17升高。

(4) 胃癌风险评估:《中国早期胃癌筛查流程专家共识意见(草案)》(2017,上海)指出,当血清 G-17 水平升高,可以提示存在胃癌发生风险。血清 G-17 联合 PG 检测可以提高对胃癌的筛查价值。

二、幽门螺杆菌检测

幽门螺杆菌(HP)是一种单极、多鞭毛、末端钝圆、螺旋形弯曲的细菌,是人体胃内唯一能产生高活性尿素酶的细菌,有很强的抗酸能力,能在 pH 值 2.5 胃酸的环境下生存。幽门螺杆菌进入胃内后,借助菌体的鞭毛提供动力进入胃黏膜,分泌空泡毒素,引起慢性胃炎、胃溃疡等,也是胃癌发生的危险因素之一。1994 年世界卫生组织(WHO)和国际癌症研究机构(IARC)将幽门螺杆菌定为 I 类致癌原。幽门螺杆菌在我国的感染率很高(约 50%),从而引起了医学界的广泛关注。

【参考区间】

血清幽门螺杆菌抗体(HP-Ab)检测法:阴性

粪便幽门螺杆菌抗原(HP-SA)检测法:阴性

碳 13 和碳 14 尿素呼气试验(UBT):阴性

【异常结果解读】

(1)幽门螺杆菌感染阳性:会造成多种胃病,如慢性胃炎、胃溃疡、十二指肠溃疡、萎缩性胃炎等。也是胃癌的致病原,幽门螺杆菌感染可使胃癌发病的危险性增加 2.8~6 倍,是导致胃癌的高危因素。

(2)幽门螺杆菌的传播途径

1)经口传播:如同桌吃饭,幽门螺杆菌会从感染者口腔经筷子到菜或菜汤中,然后进入一起吃饭的另外一些人的胃里(当然并不是一起吃一次饭就会传染上)。有些母亲喜欢先将食物嚼碎再喂给孩子,因此使小孩感染上幽门螺杆菌。此外,接吻,也是传染途径之一。

2)粪-口途径传播:粪便中的幽门螺杆菌污染了水源或食物,这会使饮用者或食用者感染幽门螺杆菌,有研究表明,低温能延长幽门螺杆菌的存活期,因此冰箱保存的食物若被幽门螺杆菌污染,会增加幽门螺杆菌的传播机会。所以,日常生活中要养成良好的卫生习惯,饭前要洗手,不要喝生水、吃生食。一句话,幽门螺杆菌是吃进去的。

(3)幽门螺杆菌检测方法的比较

1)血液抗体检测法:是通过测定血清中的幽门螺杆菌抗体来推测是否有幽门螺杆菌感染,这种方法简单快速,敏感性和特异性较高,但治疗以后,幽门螺杆菌虽然被杀死了,可抗体依然存在,阳性可持续几个月甚至几年,故血清学阳性不能完全肯定患者有活动性感染,阴性也不能排除早期感染。因此,血液抗体检测不宜作为现症感染或治疗后疗效的评估指标,主要用于易感人群的筛查。

2)幽门螺杆菌分型检测:幽门螺杆菌致病性的强弱与细菌产生的毒素有关,幽门螺杆菌 I 型是产毒菌株,能产生细胞毒素相关蛋白 A(CagA)和 / 或空泡变性细胞毒素 A(VacA),致病性较强。Ⅱ 型菌株为毒性较弱的不产毒菌株,致病性较弱。通过检测血清中的 CagA 抗体和 VacA 抗体,进行幽门螺杆菌分型检测,对医生制定抗生素治疗方案有帮助。

3)幽门螺杆菌粪便抗原检测:幽门螺杆菌定植于胃黏膜的上皮细胞,当上皮细胞更新、脱落时,可随同粪便一起排出,通过检测粪便中的幽门螺杆菌抗原(HP-SA),可了解胃内有无幽门螺杆菌感染。该方法的敏感性和特异性达到95%,可用于筛查、诊断及疗效评价,是值得推广的方法。注意检查前要停用抗生素、铋剂等药物,以免影响检测结果。

4)呼气检测法:碳13和碳14尿素呼气试验(UBT),是根据幽门螺杆菌产生的尿素酶能将尿素分解,产生氨和 CO_2 来设计的。受检者口服含碳13或碳14(^{13}C 或 ^{14}C)标记的尿素胶囊后,如胃内存在幽门螺杆菌,其产生的尿素酶可将 ^{13}C 或 ^{14}C 尿素分解为氨和二氧化碳($^{13}CO_2$ 或 $^{14}CO_2$),后者在小肠上段被吸收进入血液循环,然后随呼气排出。服药20分钟后,收集受检者呼出的气体,通过高灵敏性的检测仪测定呼气中 ^{13}C 或 ^{14}C 的量,据此可判断有无幽门螺杆菌感染。此方法简便、快速、无创、无交叉感染、准确性高,只需吹一口气,就能查出幽门螺杆菌感染者,同时也是判断服药后疗效的一种好方法。值得注意的是,在做此检测之前应停用抗生素、铋剂等药物4周。UBT阳性者在治疗结束后为评估疗效,应在治疗结束后 4~8 周内进行。

5）碳 13 和碳 14 尿素呼气试验的异同点：碳 13 和碳 14 尿素呼气试验的原理是一样的。碳 13 为稳定的同位素，无放射性，安全、无害，但呼出的 $^{13}CO_2$ 需用高精度的红外线光谱仪进行分析，并且要测定 2 次（第一次测定 $^{13}CO_2$ 本底浓度，第二次测服药 20 分钟后的 $^{13}CO_2$ 浓度），因此价格比较贵。碳 14 是放射性同位素，辐射的是 β 射线，辐射能量低，试验剂量小，是国家允许的。由于 ^{14}C 标记的尿素在人体内是没有的，因此只要空腹检测一次即可。^{14}C 标记的尿素在体内停留的时间极短，48 小时可基本排出体外，对人体几乎没有损害，加上其价格比较低廉，故在临床上应用比较广泛。但不能用于孕妇、哺乳期妇女和儿童。

三、胃功能检测结果综合解读

胃功能检测结果的临床意义综合解读见表 4-1。

表 4-1 胃功能检测结果的临床意义

PGI	PGR	G-17	幽门螺杆菌（HP）	胃酸分泌	疾病风险
正常	正常	正常	+	正常	HP 感染无症状携带者
↑	↓	↑	+	增加	HP 感染，消化性溃疡风险高
↑	↑	↑	+/−	增加	消化性溃疡风险高
↓↓	↓↓	↑↑	+/−	减少	胃体萎缩性胃炎，胃癌风险高
↓↓	↓↓	↓↓	+/−	减少	全胃萎缩性胃炎，胃癌风险高

注：↑ 表示升高，↑↑ 表示明显升高，↓ 表示降低，↓↓ 表示明显降低，+/− 表示阳性或阴性。

第五章
血脂检验

　　血脂是血浆中的甘油三酯、胆固醇和少量磷脂、糖脂、类固醇的总称,广泛存在于人体内。它们是机体细胞的重要组成成分和基础代谢的必需物质。血脂不溶于水,在体内必须与载脂蛋白结合成脂蛋白的形式才能在血液循环中转运。血脂和脂蛋白的测定是早期发现高脂血症,协助诊断动脉粥样硬化症,评估患冠心病和脑梗死等疾病的风险,监测药物治疗疗效的重要指标。

一、血清总胆固醇

　　血清总胆固醇(TC)是指各种脂蛋白所含胆固醇的总和,来源于食物摄入和肝脏合成。胆固醇是生成肾上腺皮质激素、胆汁酸及维生素 D 等生理活性物质的重要原料,也是构成细胞膜的主要成分。总胆固醇在血液中有两种形式,一种是以酯化形式存在,称为胆固醇酯,占 60%~70%;另一种为游离胆固醇,占 30%~40%。血清中总胆固醇的浓度可作为脂类代谢的指标。

　　血清胆固醇水平取决于饮食、体力活动、性别和年龄等。随着年龄增长,胆固醇含量也随之增高。女性绝经后会明显升高。

【参考区间】

　　酶法:

　　合适范围:3.1~5.2mmol/L(<200mg/dL)

　　边缘升高:5.2~6.2mmol/L(200~240mg/dL)

　　升高:≥ 6.2mmol/L(240mg/dL)

【异常结果解读】

　　(1)胆固醇升高

　　1)胆固醇 >6.2mmol/L 为高胆固醇血症,是导致冠心病、心肌梗死、动脉粥样硬化的高度危险因素之一。

2)肾病综合征、甲状腺功能减退、糖尿病可见胆固醇升高。

3)胆总管阻塞(如胆道结石,肝、胆、胰的肿瘤等)胆固醇随胆汁排出障碍而升高。

4)高胆固醇饮食、妊娠期,总胆固醇也可升高。

(2)胆固醇降低

1)严重肝脏疾患,如重症肝炎、肝硬化、肝坏死等,肝脏合成胆固醇减少。

2)严重营养不良,胆固醇摄入减少。

二、血清甘油三酯

甘油三酯(TG)是由三分子脂肪酸与一分子甘油结合而成,是人体的脂肪成分,能量的贮存形式。肝脏、脂肪组织及小肠是合成甘油三酯的主要场所,以肝脏合成能力最强。高脂肪、高碳水化合物饮食,可使体内甘油三酯升高。

目前,随着人们生活水平的提高,血清甘油三酯升高是较为普遍的现象,而甘油三酯升高又是冠心病、脑血管疾病的重要危险因素,所以控制甘油三酯是减少心脑血管疾病发生的重要措施之一。

【参考区间】

酶法:

合适范围:0.56~1.7mmol/L(<150mg/dL)

边缘升高:1.70~2.3mmol/L(150~200mg/dL)

升高:≥2.3mmol/L(≥200mg/dL)

【异常结果解读】

(1)正常情况下,高脂肪饮食后2~4小时甘油三酯升高达高峰,8小时后基本恢复至空腹水平,生理情况下随年龄的增长而有上升趋势,体重超过标准者也往往偏高。

(2)血清甘油三酯增高见于家族性高甘油三酯血症、糖尿病、肥胖症、脂肪肝、高血压、动脉粥样硬化、甲状腺功能低下和口服避孕药等。

(3) 当甘油三酯升高 >11.3mmol/L（>1 000mg/dL）时，可诱发急性胰腺炎，要特别注意。

三、高密度脂蛋白胆固醇

高密度脂蛋白胆固醇（HDL-C）主要在肝脏合成，由载脂蛋白 A、磷脂、胆固醇和少量脂肪酸组成。高密度脂蛋白胆固醇可从外周组织获取多余的胆固醇，输送到肝脏处理（胆固醇的逆转运），减少胆固醇在血管壁的沉积，起到抗动脉粥样硬化的作用，俗称"好"胆固醇。一般情况下，绝经前的女性高于男性，绝经后女性与男性接近。长期适量运动可使 HDL-C 升高。

【参考区间】

酶法：

合适范围：≥1.04mmol/L（40mg/dL）

升高：≥1.55mmol/L（60mg/dL）

降低：<1.04mmol/L（40mg/dL）

【异常结果解读】

高密度脂蛋白胆固醇降低　常见于冠心病、脑血管病、高甘油三酯血症、吸烟、缺少运动等，其降低可作为动脉粥样硬化和冠心病的危险因子。肝功能损害，如慢性肝病、肝硬化等，则是因为合成减少而出现降低。

四、低密度脂蛋白胆固醇

低密度脂蛋白胆固醇（LDL-C）的主要功能是将胆固醇转运到肝外组织细胞，满足它们对胆固醇的需要。但 LDL-C 升高会使血脂沉积于血管壁上，形成粥样硬化，造成血管逐渐被阻塞，导致冠心病的发生。因此 LDL-C 增高是动脉粥样硬化发生、发展的主要危险因素，故被称为"坏"胆固醇。其中起坏作用的是氧化修饰的低密度脂蛋白胆固醇（Ox-LDL-C）。

【参考区间】

酶法：

合适范围：<3.37mmol/L（<130mg/dL）

边缘升高：3.37~4.14mmol/L（130~160mg/dL）

升高：≥ 4.14mmol/L（160mg/dL）

【异常结果解读】

低密度脂蛋白胆固醇增高　见于高脂蛋白血症、冠心病、心肌梗死、脑卒中、肾病综合征、慢性肾功能衰竭、慢性肝病、脂肪肝和糖尿病等。

五、小而密低密度脂蛋白胆固醇

小而密低密度脂蛋白胆固醇（sdLDL-C）是低密度脂蛋白胆固醇（LDL-C）中颗粒较小、密度较大的亚组分。sdLDL-C 对血管壁有很高的侵入性，能促血管内皮细胞损伤，斑块形成，是重要的心血管疾病的危险因素。

【参考区间】

过氧化物酶法：0.24~1.37mmol/L

【异常结果解读】

小而密低密度脂蛋白胆固醇（sdLDL-C）升高，是引起动脉粥样硬化、心脑血管疾病新的重要危险因素。

六、氧化低密度脂蛋白

氧化低密度脂蛋白（ox-LDL）是低密度脂蛋白（LDL）的氧化产物。ox-LDL 被巨噬细胞大量摄取，形成泡沫细胞，并堆积在血管壁中，构成动脉粥样斑块的脂质核心。ox-LDL 还具有较强的细胞毒性，直接损伤内皮细胞，加速动脉硬化的形成。研究证明，ox-LDL 是导致动脉粥样硬化的关键，与患者病情严重程度密切相关。ox-LDL 测定可作为动脉粥样硬化性心血管疾病的特异性风险指标。

【参考区间】

化学发光法：≤ 64.4U/L

【异常结果解读】

ox-LDL 测定对心血管疾病有早期预警作用,其水平高低与疾病的发生、发展、预后密切相关。

ox-LDL 升高：见于冠心病、心绞痛、脑梗死、高血压、糖尿病等。

七、载脂蛋白AⅠ

血浆脂蛋白中的蛋白质部分称为载脂蛋白,主要在肝脏合成,按 A、B、C 系统命名,各类载脂蛋白又可细分几个亚类,以罗马数字表示。载脂蛋白 AⅠ(ApoAⅠ)是体内游离胆固醇的载体,是高密度脂蛋白(HDL)的主要组成成分,基本功能是运载脂类物质,参与胆固醇的逆转运,稳定脂蛋白的结构,其水平与冠心病的发生呈显著负相关。ApoAⅠ的功能与高密度脂蛋白胆固醇(HDL-C)相似,是"好"脂蛋白。

【参考区间】

免疫比浊法：ApoAⅠ 1.2~1.6g/L

【异常结果解读】

载脂蛋白 AⅠ降低

1)肝脏功能严重受损,肝细胞合成载脂蛋白 AⅠ减少,如慢性肝病、肝硬化等。

2)动脉粥样硬化、冠心病、脑血管病、糖尿病、肾病综合征等。

八、载脂蛋白B

载脂蛋白 B(ApoB)是血浆脂蛋白中的蛋白质,由肝脏合成,其基本功能是运载脂类,是低密度脂蛋白胆固醇(LDL-C)的主要结构蛋白,ApoB 的测定可间接反映低密度脂蛋白胆固醇的水平。载脂蛋白 B 与动脉粥样硬化呈正相关。

【参考区间】

免疫比浊法：ApoB 0.8~1.1g/L

【异常结果解读】

载脂蛋白 B 升高 见于高脂蛋白血症、动脉粥样硬化、冠心病、肾病综合征等。

附：载脂蛋白 AⅠ/ 载脂蛋白 B 比值

载脂蛋白 AⅠ/ 载脂蛋白 B 比值（ApoAⅠ/ApoB 比值）在预测心脑血管疾病上优于单项载脂蛋白测定结果，是预测心脑血管疾病风险的敏感指标，与心血管病变严重程度显著相关。

【参考区间】

ApoAⅠ/ApoB 比值：1~2

【异常结果解读】

ApoAⅠ/ApoB 比值的测定，对于早期诊断及预防高脂血症所致的心血管疾病有重要参考价值，ApoAⅠ/ApoB 比值 <1，是冠心病的高危因素。

九、脂蛋白（a）

脂蛋白（a）[Lp（a）]是由肝脏合成的一种特殊的富含胆固醇的血浆脂蛋白。人群中 Lp（a）浓度的个体差异极大，范围 0~1 000mg/L，主要由遗传因素决定。Lp（a）基本不受年龄、性别、体重、饮食、运动等影响，与高密度脂蛋白胆固醇、低密度脂蛋白胆固醇等因素无明显相关性，目前认为是动脉粥样硬化的独立危险因子。

【参考区间】

免疫比浊法：< 300mg/L

【异常结果解读】

脂蛋白（a）升高：见于缺血性心、脑血管疾病，如心肌梗死、脑梗死等；也可见于肾病综合征、糖尿病肾病、尿毒症等。妊娠妇女也可升高。Lp（a）与急性时相蛋白一样，在急性创伤和急性炎症时可升高。

十、动脉硬化指数

动脉硬化指数是一个衡量动脉硬化程度的指标。计算公式是：

动脉硬化指数(AI)＝［血总胆固醇－高密度脂蛋白胆固醇］÷高密度脂蛋白胆固醇。

【参考区间】

动脉硬化指数(AI)<4

【异常结果解读】

动脉硬化指数的正常参考值为<4,数值越小,动脉硬化的程度就越轻,引起心脑血管疾病的可能性就越低;如果动脉硬化指数≥4,说明已经发生了动脉硬化,数值越大,动脉硬化的程度就越严重,发生心脑血管病的危险性就越高。

十一、血脂升高与动脉粥样硬化综合解读

血脂升高与动脉粥样硬化的发生有非常密切的关系。动脉粥样硬化的发生、发展过程很漫长,早期病变可起始于儿童期,到中老年时期发病,也有在青壮年时期就发病者。因此,早期发现血脂升高,并进行干预,降低其风险,对预防心脑血管疾病的发生有重要意义。

虽然血脂是人体中一种重要的物质,参与细胞膜和许多激素的合成,但是不能超过一定的范围。如果血脂过高,容易造成动脉硬化,粥样斑块形成,堵塞血管,使血流变慢,甚至中断。这种情况发生在心脏,可引起冠心病;发生在脑,就会出现脑卒中;如果堵塞在眼底血管,将导致失明;如果发生在下肢,会出现肢体坏死等。此外,血脂升高还可诱发胆结石、胰腺炎等疾病。

动脉血管是心脏向全身传送血液的管道,是人体的生命线。从心脏出发的血管最大,称为主动脉,随后分出许多分支,越分越细,直到身体各部位的毛细血管,就像分布到每家每户的自来水管。

动脉管壁可分为内层、中层和外层,动脉硬化的粥样斑块是从受累动脉的血管内层开始的,由于血脂长期随血液在血管内流动,增高的脂质会损伤血管内皮,并通过受损的内皮进入血管壁沉积下来,此时血小板会迅速黏附、凝集于受损处,与纤维组织及钙质聚合在一起,在动脉内膜局部形成像小米粥样的黄色脂类斑块,表面粗糙、高低不平。粥样斑块越积越大,使动脉管壁变厚、变硬、弹性减低,因此

称为动脉粥样硬化。我们形容它像血管内壁受伤后的结痂,如果结痂斑块越来越大,就会造成动脉管腔变窄甚至完全堵塞。如果粥样斑块撕裂,局部可形成血栓;如果脱落,就会随血流进入小动脉引起栓塞,导致局部组织缺血坏死。

虽然动脉硬化的起因是含胆固醇的脂肪微粒沉积在血管壁,但医学研究发现,血脂中最危险的成分是低密度脂蛋白胆固醇(LDL-C),它包含的胆固醇容易沉积在动脉内壁,导致动脉硬化;而高密度脂蛋白胆固醇(HDL-C)对动脉内壁起保护作用,因为它能把末梢组织细胞中多余的胆固醇,转运回到肝脏进行处理(即胆固醇的逆转运),合成胆汁酸,通过胆管经肠道排出体外,从而防止动脉粥样硬化的发生,是体内脂类的清道夫。

高血压也是促进动脉粥样硬化发生、发展的重要因子,高血压致使血液不断地冲击血管内膜,导致管壁内膜受损,易为胆固醇和脂质所沉积,加重了动脉粥样斑块的形成,二者之间相辅相成。

动脉硬化的发生是静悄悄的,早期的动脉硬化患者,几乎没有任何症状,处在隐匿状态,毫无感觉。一旦出现症状,动脉硬化已经到中期了,这时大多数患者会或多或少地出现心悸、胸闷、头痛、头晕、四肢发麻、记忆力下降、失眠多梦等症状,不同的患者症状不完全相同,主要取决于血管病变范围及受累组织器官的缺血程度。

动脉粥样硬化是随着人年龄增长而出现的心血管疾病,通常是在青少年时期甚至儿童时期就已开始,至中老年时期加重并发病。一般情况下,男性在 40 岁以后发病;女性在绝经后发病,这认为与雌激素水平下降有关。

从上述的内容可以知道,血脂升高与动脉粥样硬化密切相关,因此控制血脂在正常水平对身体健康非常重要。

《中国成人血脂异常防治指南(2016 年修订版)》指出,定期检查血脂是血脂异常防治和心血管病防治的重要措施。

建议 1. 20~40 岁成年人至少每 5 年测量 1 次血脂(包括 TC、LDL-C、HDL-C 和 TG)。

建议 2. 40 岁以上男性和绝经期后女性每年检测血脂。

建议 3. 动脉粥样硬化性心脏病患者及其高危人群,应每 3~6 个月测定 1 次血脂。

　　建议 4. 血脂检查的重点对象为：①有动脉粥样硬化性心脏病病史者；②存在多项动脉粥样硬化性心脏病危险因素(如高血压、糖尿病、肥胖、吸烟)的人群；③有早发性心血管病家族史者(指男性一级直系亲属在 55 岁前或女性一级直系亲属在 65 岁前患缺血性心血管病)；④有家族性高脂血症患者；⑤皮肤或肌腱黄色瘤及跟腱增厚者。

第六章
糖尿病及其相关指标检验

食物中的淀粉、蔗糖、乳糖等在肠道消化成为葡萄糖，经肠道吸收进入血液，然后运送到全身组织细胞，经氧化分解产生 ATP 来供给人体生命活动的能量；多余的葡萄糖以糖原形式储存在肝脏或转变成脂肪作为能量的储备。糖不但是机体供能的主要物质之一，还与核苷酸、蛋白质、糖蛋白、糖脂等共同成为机体的重要组成成分。血糖的浓度受胰岛素和肝脏的调节，任何环节发生障碍都可引起糖尿病。

糖尿病是一组由于胰岛素分泌缺陷和 / 或胰岛素作用障碍所引起的、以慢性高血糖为特征的代谢性疾病。长期持续高血糖和脂肪、蛋白质代谢紊乱可导致全身组织器官，特别是眼、肾、心血管及神经系统的损害及功能减退，成为致残、病死的重要原因。

糖尿病分为 1 型糖尿病和 2 型糖尿病。

1 型糖尿病是指由于胰岛 β 细胞破坏，数量减少或功能缺失导致胰岛素绝对缺乏所引起的糖尿病。常与自身免疫有关，体内存在自身抗体。1 型糖尿病多在 30 岁以前起病，起病比较急，多食、多饮、多尿和体重减少的"三多一少"症状比较明显。

2 型糖尿病是指由于胰岛素抵抗和胰岛素分泌不足所致的糖尿病。胰岛素抵抗是指必须以高于正常的胰岛素释放水平来维持人体正常的糖代谢，表示机体组织对胰岛素处理葡萄糖的能力减退，也就是胰岛素降糖作用的敏感性和效率降低。2 型糖尿病多发生在 40 岁以上的成年人，起病较缓慢，病情较轻，症状不典型，我们常通过血糖检测来早期发现和协助诊断。

一、空腹血糖

血糖是指血液中的葡萄糖。正常人血糖浓度比较恒定，依赖于肝脏和内分泌激素的调节。当任何调节因素发生障碍时,血糖将出现增高或降低,导致疾病的发生。一般体检测定空腹血糖(FPG),要求从前一天晚上晚饭后开始禁食,到第二天早上 8 点钟左右抽血,即禁食 8 小时以上。

【参考区间】

己糖激酶法:空腹血糖(成人)3.9~6.1mmol/L

【异常结果解读】

(1)生理性增高:餐后 1~2 小时的血糖升高和情绪紧张时的血糖升高。

(2)病理性增高:① 1 型糖尿病和 2 型糖尿病;②血糖升高的内分泌疾病,如嗜铬细胞瘤、肾上腺皮质功能亢进症、肢端肥大症、甲状腺功能亢进等;③应激性高血糖,如颅脑外伤、颅内压增高、重症脑炎、心肌梗死等。

(3)生理性降低:见于饥饿、剧烈运动后。

(4)病理性降低:①胰岛素分泌过多,如胰岛 β 细胞瘤或降血糖药用量过大;②垂体前叶功能减退、肾上腺皮质功能减退、甲状腺功能减退;③肝糖原储存不足,如重症肝炎、肝硬化等;④长期营养不良。

二、持续葡萄糖监测

持续葡萄糖监测(CGM),也称动态血糖监测,是指通过佩戴植入手臂皮下的葡萄糖传感器,连续监测皮下组织间液的葡萄糖浓度变化,每 3~5 分钟提供一次数值,以了解人体 24 小时的整体血糖波动情况和趋势,可发现不被觉察到的高血糖和低血糖,以协助诊断和治疗。使用寿命为 7~14 天。

【参考区间】

中国成年人持续葡萄糖监测参考范围见表 6-1。

表 6-1　中国成年人持续葡萄糖监测参考范围（以 24 小时计算）

平均葡萄糖水平	<6.6mmol/L
葡萄糖波动标准差（SD）	<1.4mmol/L
平均葡萄糖波动幅度（MAGE）	<3.9mmol/L

摘自《中国持续葡萄糖监测临床应用指南（2017 版）》。

【解读】

动态血糖监测主要适用于：①隐匿性高血糖的患者；②隐性低血糖及夜间低血糖患者；③血糖波动大而不易察觉的患者；④ 1 型、2 型糖尿病的初发患者；⑤妊娠糖尿病患者；⑥需要评价或改变糖尿病治疗方案的患者，帮助他们了解饮食、运动、药物所引起的血糖变化，以便进行个体化、精细化管理，选择更健康的生活方式。

三、葡萄糖耐量试验

葡萄糖耐量试验（GTT）是检测人体血糖调节功能的一种方法。正常人在口服一定量的葡萄糖后，血糖浓度可一过性升高，但在 2 小时内血糖浓度恢复正常。在口服一定量的葡萄糖后，定时测定血糖和尿糖，观察血糖水平的变化和尿糖是否阳性，称为葡萄糖耐量试验。临床上用于不能确诊为糖尿病的患者，了解其有无糖代谢异常。

【标本采集】

（1）受试前正常饮食，停用胰岛素，肾上腺皮质激素等药物，不抽烟，不喝咖啡和茶。

（2）清晨空腹采血 2mL，同时留尿标本作尿糖定性试验。

（3）取葡萄糖 75g（儿童每千克体重 1.75g），溶于 300mL 水中服下。

（4）口服后隔 0.5 小时、1 小时、2 小时及 3 小时各抽 1 份血，同时留取尿标本送检。

【参考区间】

服糖后 0.5~1 小时血糖升高达到高峰，一般在 7.8~9.0mmol/L，

但应 <11.1mmol/L；2 小时血糖 ≤ 7.8mmol/L；3 小时血糖应恢复到空腹血糖水平。

【异常结果解读】

(1) GTT 增高：①甲状腺功能减退；②肾上腺皮质功能减退；③垂体前叶功能减退。

(2) GTT 降低：①糖尿病：血糖高峰超过正常上限值，恢复至空腹水平的时间延长，尿糖阳性。②肝脏疾病：血糖高峰超过正常，但恢复时间仍接近正常。③甲状腺功能亢进：血糖高峰提前出现并超过正常，恢复时间仍然正常。

四、餐后 2 小时血糖

正常人进餐后 0.5~1 小时血糖达到高峰，2~3 小时恢复至餐前水平。2 型糖尿病患者餐后胰岛素分泌峰值延迟，糖利用能力下降，致餐后血糖持续升高，到 2 小时仍无明显下降。因此，餐后 2 小时血糖作为糖尿病的诊断标准敏感性更高。

【参考区间】

空腹血糖和餐后 2 小时血糖受损的标准见表 6-2。

表 6-2 空腹血糖和餐后 2 小时血糖受损的标准

单位：mmol/L

	参考区间	空腹血糖受损	糖耐量减低	糖尿病
空腹	<6.1	6.1~7.0		≥ 7.0
餐后 2 小时	<7.8		7.8~11.0	≥ 11.1

摘自《中国 2 型糖尿病防治指南 (2020 年版)》。

【异常结果解读】

餐后 2 小时血糖升高 ①糖尿病：餐后 2 小时血糖作为糖尿病的早期发现指标比空腹血糖更敏感；②餐后血糖升高也是心血管并发症发病的独立危险因素。

五、糖化血红蛋白

血糖结合的产物即糖化血红蛋白(GHb)比红细胞内的血红蛋白稳定,并且与血糖浓度成正比。由于红细胞的寿命为 120 天左右,所以糖化血红蛋白测试通常可以反映患者近 6~8 周的血糖控制情况。

糖化血红蛋白有很多种,HbA_{1c} 是由葡萄糖与 HbA 的 β 链缬氨酸残基缩合而成,而且量比较大,占 80%,加上 HbA_{1c} 能直接反映机体的血糖水平,因而临床上常通过测定 HbA_{1c} 来代表糖化血红蛋白。

【参考区间】

亲和层析法:$HbA_{1c} < 6.5\%$

【异常结果解读】

糖化血红蛋白 HbA_{1c} 的含量能反映体内近 6~8 周血液葡萄糖的平均水平。升高见于糖尿病及其他高血糖患者,用于糖尿病的诊断和疗效监控。但 HbA_{1c} 不能反映瞬间血糖水平及血糖波动情况。

六、果糖胺

血清果糖胺(FRU)是血液中葡萄糖与其中的各种蛋白质(包括白蛋白、球蛋白、脂蛋白等)发生非酶催化的糖基化过程而形成的一种高分子酮胺化合物,因为测定的果糖胺是血清中所有的糖化蛋白,因此又称糖化血清蛋白(GSP)。

【参考区间】

四氮唑蓝法:1.7~2.8mmol/L

高效液相色谱法:205~285μmol/L

【异常结果解读】

由于血清中的蛋白大部分是白蛋白(占 60%~70%),其半衰期为 17~20 天,故血清果糖胺反映的是过去 2~3 周内的平均血糖水平,是评估糖尿病患者治疗后血糖控制效果的近期指标,比糖化血红蛋白早而快。

七、糖化白蛋白

在人体血浆的总蛋白中,白蛋白的含量最多(占 60%~70%),它容易与葡萄糖结合形成糖化白蛋白(GA)。检测结果是以人血清白蛋白中糖化了的白蛋白所占比率(%)来表示。

【参考区间】

过氧化物酶法:11%~17%

【异常结果解读】

临床意义与果糖胺相同,反映过去 2~3 周内的平均血糖水平。由于白蛋白成分单一,不受其他蛋白干扰,检测的影响因素比较小,结果比较准确。《中国 2 型糖尿病防治指南(2020 年版)》认为它是评价患者短期糖代谢控制情况的良好指标。

八、脂联素

脂联素(ADPN)是一种主要由脂肪细胞分泌的内源性生物活性多肽,可增加胰岛素的敏感性,被认为是机体脂代谢和血糖稳定的重要调节因子。

【参考区间】

乳胶增强免疫比浊法:2.5~12.5mg/L

【异常结果解读】

脂联素是 2 型糖尿病风险预测的新指标,其降低则表明发生糖尿病的风险较大,建议进一步检查,并通过调整饮食、坚持运动和改善生活方式等进行干预,来降低发生糖尿病的风险。

九、酮体

酮体(KET)是 β- 羟丁酸、乙酰乙酸、丙酮三者的总称,是脂肪酸分解过程中的产物。在机体胰岛素缺乏时,糖代谢发生紊乱,脂肪分解代谢加强,使酮体生成增多,当超过肝外组织的利用速度时,使血中酮体增加,形成酮血症。血液中的酮体以 β- 羟丁酸最多(约占78%),乙酰乙酸次之(约占 20%),丙酮最少(约占 2%);过多的酮体从尿中排出,形成酮尿症。血、尿酮体的测定主要用于糖尿病酮症酸中毒的诊断。

糖尿病酮症酸中毒是由于糖尿病没有控制好而出现的严重代谢紊乱的综合征,以高血糖、酮症酸中毒为主要临床症状。表现为头痛、恶心、呕吐、嗜睡、呼吸深快、呼气中有烂苹果味,严重者有血压下降、心率加快、四肢厥冷、意识模糊等。糖尿病酮症酸中毒是最常见的糖尿病急诊,本病以发病急、病情重、变化快为特点,若不及时抢救,会导致死亡,值得引起高度重视。实验室检查时可见血糖升高到16.7~33.3mmol/L,甚至可达 55.5mmol/L,血酮体达 1~3mmol/L,血pH 值下降,尿酮阳性,尿糖阳性等。

(一) 尿酮

尿酮的测定采用硝基氰酸盐法,它能与尿液中的酮体(乙酰乙酸和丙酮)发生反应而进行定性测定。

【参考区间】

尿酮:定性试验为阴性

【异常结果解读】

尿酮阳性和升高　见于糖尿病酮症酸中毒,还可见于各种原因所致的长期饥饿、妊娠毒血症和营养不良等。儿童在发热、呕吐、腹泻而未能进食时,也可出现尿酮阳性,进食后即可消失。

(二) β- 羟丁酸

β- 羟丁酸(β-HB)占酮体总量的 70%~80%,是酮体的主要组成部分。

【参考区间】

酶法:血清 0.03~0.30mmol/L

【异常结果解读】

在重症糖尿病酮症酸中毒时,乙酰乙酸在 β- 羟丁酸脱氢酶的催化下,由 NADH 还原生成 β- 羟丁酸,使血液内含量明显升高,可作为诊断和监测的指标。长期禁食、妊娠毒血症时也见升高。

（三）乙酰乙酸

在一般情况下乙酰乙酸（AcAc）约占酮体的 20%，在严重酮症酸中毒时，乙酰乙酸大部分转变成 β- 羟丁酸，此时其比例约为 1∶16。

【参考区间】

酶法：血清 <0.1mmol/L

【异常结果解读】

在糖尿病酮症酸中毒早期，血中 β- 羟丁酸明显高于乙酰乙酸，治疗后病情好转时 β- 羟丁酸被氧化成乙酰乙酸，此时 β- 羟丁酸降低，而乙酰乙酸反而升高，因此在疗效判断上有一定价值。急性酒精中毒时血中乙酰乙酸可升高。

十、血糖调节物检验

（一）胰岛素

胰岛素是一种小分子蛋白质激素，由胰岛 β 细胞分泌，是机体内唯一能降低血糖的激素。胰岛素在调节糖代谢，控制血糖水平的同时，还能促进糖原、脂肪、蛋白质合成，是重要的内分泌激素。胰岛素测定能反映胰岛 β 细胞的功能是否正常。

【参考区间】

放射免疫法：空腹 5~20mU/L

电化学发光法：空腹 12~150pmol/L

【异常结果解读】

（1）胰岛素减低：见于 1 型糖尿病（胰岛素依赖型糖尿病）和 2 型糖尿病晚期，可见血清胰岛素降低，有助于糖尿病患者判断病情。

（2）胰岛素升高：见于胰岛 β 细胞瘤、肥胖症、肢端肥大症、库欣综合征、甲状腺功能减退症等。应激状态，如急性外伤、烧伤时也可升高。

（二）胰岛素释放试验

胰岛素释放试验（IRT）是了解胰岛 β 细胞的功能有无障碍、β 细胞数量和有无胰岛素抵抗的重要方法。

【检测方法】

胰岛素释放试验常与口服糖耐量试验同时进行，在空腹采血后，口服 75g 葡萄糖（溶于 300mL 水中服下），然后每隔 0.5 小时、1 小时、2 小时及 3 小时采血一次，测定血清胰岛素浓度。

【参考区间】

正常人的胰岛素分泌常与血糖值平行，服糖后 0.5~1 小时，胰岛素达最高峰，为空腹时的 5~10 倍；然后开始下降；3 小时后恢复到基础水平。

【异常结果解读】

胰岛素释放试验常用于糖尿病分型诊断，正常人在口服葡萄糖后胰岛素分泌增加，其高峰与血糖高峰一致。1 型糖尿病患者胰岛素分泌不增加或增加甚微，呈低平曲线；2 型糖尿病患者可呈现与正常人相似的反应，但胰岛素分泌迟缓，高峰后移，可延迟至 120~180 分钟时出现，呈延迟曲线；胰岛 β 细胞瘤，胰岛素分泌增加，呈高水平曲线。

（三）C-肽

C-肽（C-peptide）是和胰岛素一起由胰岛 β 细胞以等分子方式释放的多肽，也就是说，分泌一个胰岛素分子，必然同时释放一个 C-肽分子，因此其测定的意义与胰岛素相同。但 C-肽没有生物活性，不能产生生理效应，在血液循环中半衰期比胰岛素长 2~3 倍，且不受使用外源性胰岛素的影响，因此血中 C-肽的浓度可更好地反映胰岛 β 细胞的功能，还能指导治疗和评估疗效。

【参考区间】

放射免疫法：空腹 0.25~0.6nmol/L

【异常结果解读】

（1）C-肽降低：糖尿病患者胰岛素与 C-肽均降低，但 C-肽不受外源性胰岛素的影响。当外源性胰岛素使用过量并引起低血糖时，可检测到血清胰岛素升高，但 C- 肽仍降低。

(2) C- 肽升高：胰岛 β 细胞瘤时，胰岛素与 C- 肽浓度均升高。

十一、胰岛自身抗体检验

(一) 抗胰岛细胞自身抗体

抗胰岛细胞自身抗体(ICA)是一类引起胰岛细胞损伤的多克隆混合型抗体，靶抗原包括：胰岛素、谷氨酸脱羧酶、神经内分泌细胞颗粒蛋白等，ICA 阳性是胰岛细胞遭到破坏的证据，对 1 型糖尿病的诊断有重要意义。

【参考区间】

阴性

【异常结果解读】

(1) 在胰岛素依赖型糖尿病(IDDM)中阳性率最高，可作为早期诊断指标之一。

(2) 高效价 ICA 抗体与胰岛 β 细胞遭受的破坏有关。

(3) 抗胰岛细胞自身抗体阳性，预示其家族成员患病的风险性大。

(二) 抗胰岛素自身抗体

抗胰岛素自身抗体(IAA)是 1 型糖尿病的标志性抗体，反映机体对胰岛素有自身免疫性，需要大量的外源性胰岛素维持生命。长期注射外源性胰岛素，机体也会产生针对外源性胰岛素的抗体，一般称为胰岛素抗体。由于胰岛素抗体可与外源性胰岛素结合，使其失去应有的活性，从而出现胰岛素抵抗。

【参考区间】

阴性

【异常结果解读】

(1) 1 型糖尿病(青少年型)患者阳性率高，成年患者阳性率低。

（2）诊断胰岛素抵抗：糖尿病患者在使用胰岛素治疗的过程中，可因胰岛素抗体的产生而出现胰岛素抵抗，表现为胰岛素用量逐日增加但血糖控制并不理想，需换用高纯度胰岛素。

（三）抗谷氨酸脱羧酶抗体

谷氨酸脱羧酶（GAD）是一个催化谷氨酸脱羧为 γ- 氨基丁酸的酶，存在着两种亚型，分别是 GADA65 与 GAD67。1 型糖尿病患者体内发现有抗谷氨酸脱羧酶抗体（GAD-Ab），与 1 型糖尿病的发病有关，是 1 型糖尿病发病初期的免疫标志。

【参考区间】

阴性

【异常结果解读】

（1）抗谷氨酸脱羧酶抗体是 1 型糖尿病（胰岛素依赖型糖尿病）早期诊断指标，但 2 型糖尿病阳性率 <4%。

（2）1 型糖尿病合并毒性弥漫性甲状腺肿（Graves 病）的患者，谷氨酸脱羧酶抗体阳性率明显高于不伴有 Graves 病的 1 型糖尿病患者。

（3）1 型糖尿病患者的抗谷氨酸脱羧酶抗体与抗胰岛细胞抗体检出率呈正相关，两种抗体的一致率在发病早期达 90%。

十二、糖尿病诊断和疗效监测项目的选择

（一）糖尿病的诊断

糖尿病是一种常见的慢性病，长期持续高血糖可导致全身组织器官，特别是眼睛视网膜病变、肾脏、心血管及神经系统的损害，是致残、病死的重要原因。而 2 型糖尿病起病缓慢，症状不典型，如果不进行血糖检测，患者一般无法知道自己得了糖尿病，从而耽误了病情。

体检时常常采用空腹血糖检测这一个项目，它反映的是采血瞬间的血糖水平，受到许多因素的影响，如空腹时间太长、自我节食、喝

水等,因此糖尿病的漏诊率比较高。而餐后 2 小时血糖检出糖尿病的敏感性高,不少 2 型糖尿病患者空腹血糖不高,餐后血糖却很高,如果只查空腹血糖,往往会漏诊。糖化血红蛋白(HbA_{1c})能反映体内近 6~8 周血液中葡萄糖的平均水平,是糖尿病诊断和疗效监控的良好指标。葡萄糖耐量试验(GTT)用于难以确诊为糖尿病的患者,敏感性和正确性高,是糖尿病诊断的"金标准",但需多次采血,不易被大家接受。

总之,体检时血糖项目的选择是:糖尿病的诊断选择空腹血糖 + 糖化血红蛋白(HbA_{1c})或空腹血糖 + 餐后 2 小时血糖。糖尿病的疗效监测选择糖化血红蛋白(HbA_{1c})或糖化白蛋白(GA)

(二)血糖自我监测和动态监测

糖尿病患者在家中可用手掌式血糖仪进行手指血糖检测,也可以用植入上臂的葡萄糖动态监测仪,连续检测血糖,以了解血糖的控制情况和波动情况,用来判断药物治疗是否有效,剂量是否合适,饮食是否恰当等,同时也是监测用降糖药后发生低血糖风险的重要手段,是糖尿病患者个体化、精细化管理的好方法。

第七章
心脑血管疾病标志物检验

心血管疾病是严重威胁人类健康的疾病,是我国城镇居民最重要的疾病和死亡原因之一。心脏疾病的检测指标很多,近年来,随着免疫学技术的发展,除了传统的心肌酶活性检测外,一些心肌特异性蛋白质标志物的测定已成为可能。它们的出现提高了冠心病诊断的灵敏性和特异性,并能反映心肌病变的程度、评价治疗效果、判断疾病预后等。

冠心病即冠状动脉粥样硬化性心脏病,是指冠状动脉发生粥样硬化引起管腔狭窄或闭塞,导致心肌缺血缺氧或坏死而引起的心脏病。冠心病常分为五种类型:①隐匿型或无症状型冠心病;②心绞痛;③心肌梗死;④缺血性心肌病;⑤猝死。本病多发于 40 岁以上的成人,男性发病早于女性。

这里主要介绍心肌酶标志物、心肌蛋白标志物和心血管疾病危险因素标志物等。

一、心肌酶标志物检验

心肌酶是存在于心肌细胞中的多种酶的总称,包括天冬氨酸转氨酶(AST)、乳酸脱氢酶(LDH)、α-羟丁酸脱氢酶(α-HBDH)、肌酸激酶(CK)及其同工酶(CK-MB),我们将这一组与心肌损伤相关的酶总称为心肌酶谱,对诊断心肌梗死有一定的价值。

(一)天冬氨酸转氨酶

见第二章,肝功能检验。

(二)乳酸脱氢酶

乳酸脱氢酶(LDH 或 LD)是糖无氧酵解及糖异生的重要酶系之

一,有五种同工酶,它们是由 H(心肌型)和 M(骨骼肌型)两类亚基组成的四聚体,心脏、肾脏富含 LDH1 和 LDH2,而肝脏和骨骼肌含 LDH4 和 LDH5 最多。当组织器官损伤时 LDH 释放入血,使血清中 LDH 的含量增高。

【参考区间】

速率法(L → P 法):120~250U/L

【异常结果解读】

(1)心肌疾病:急性心肌梗死发病后 9~20 小时,血清中 LDH 开始升高,30~60 小时达到高峰,持续 6~10 天后恢复正常。LDH 与肌酸激酶(CK)和 CK-MB 相比,升高较慢、特异性较差,目前已不作为诊断心肌梗死的指标。病毒性心肌炎、风湿性心肌炎等也可见升高。

(2)肝脏疾病:急性肝炎、慢性活动性肝炎、肝癌、肝硬化等 LDH 可升高。

(3)其他:溶血性贫血、白血病、恶性肿瘤、淋巴瘤、骨骼肌损伤、肺栓塞等都可有 LDH 升高。

(三)α-羟丁酸脱氢酶

α-羟丁酸脱氢酶(α-HBDH)是心肌酶谱中的一种酶,与乳酸脱氢酶(LDH)关系十分密切,实际上它是含有 H 亚基的 LDH1 和 LDH2 的总称,因其对 α-酮丁酸亲合力高,当用 α-酮丁酸作为底物进行测定时,所测 LDH 的活性被称为 α-羟丁酸脱氢酶活性。

【参考区间】

速率法:90~220U/L(37℃)

【异常结果解读】

α-羟丁酸脱氢酶分布于心肌、红细胞、白细胞、肾脏等。α-羟丁酸脱氢酶升高主要见于急性心肌梗死、心肌炎、溶血性贫血和恶性淋巴瘤等。由于 α-羟丁酸脱氢酶诊断心肌梗死的特异性不高,现在已很少用于心肌酶的检测。

(四)肌酸激酶和肌酸激酶同工酶

肌酸激酶(CK)主要存在于心肌、骨骼肌,以及脑组织的细胞质和线粒体中,是一种与细胞内能量运转、肌肉收缩、三磷酸腺苷(ATP)再生有直接关系的重要激酶。

肌酸激酶由 M 和 B 两个亚单位,组合成 CK-BB、CK-MM 和 CK-MB 三种同工酶。CK-BB 主要存在于脑、胃肠和泌尿生殖系统;CK-MM 主要存在于骨骼肌和心肌;CK-MB 则主要存在于心肌。正常人血清中含少量 CK,主要是 CK-MM,而 CK-MB 不到 5%。当心肌细胞因缺血、缺氧致细胞损伤时,血液中的 CK 和 CK-MB 均可增高,有助于心肌梗死的诊断。

CK-MB 质量(CK-MB mass)是测定 CK-MB 的蛋白质浓度,而不是它的酶活性,测定的稳定性好,不受酶的活性干扰,可提高 CK-MB 检测的准确性。

【参考区间】

CK 总活性:男性 80~200U/L

女性 60~140U/L

CK-MB 活性:<15U/L

CK-MB 质量:<5μg/L

【异常结果解读】

肌酸激酶升高

1)急性心肌梗死:CK 是急性心肌梗死患者血清中出现最早的酶,急性心肌梗死后 4~10 小时开始增高,12~36 小时达到高峰,3~4 天后恢复正常水平,因此是急性心肌梗死早期诊断的重要指标。CK-MB 主要存在于心肌细胞中,急性心肌梗死发作后,血清中 CK-MB 上升可先于总 CK,3~6 小时开始增高,12~24 小时达到高峰,2~3 天后恢复正常,因此是急性心肌梗死早期诊断的特异性指标,曾一度被认为是诊断心肌梗死的"金标准",也是观察溶栓疗效的重要指标。

2)心肌损伤:病毒性心肌炎、心包炎、心脏手术、冠状动脉造影等也可见 CK 升高。

3)骨骼肌疾病:如进行性肌营养不良、多发性肌炎、皮肌炎、骨骼肌损伤等都可见 CK 升高,特别是 CK-MM 升高。

4)脑血管意外:脑外伤、脑手术、脑膜炎等也有 CK 升高,但以

CK-BB 升高为主。

5)肌肉组织损伤:剧烈运动等可见 CK 升高,故检查前应避免。

二、心肌蛋白标志物检验

(一) 肌钙蛋白 T 和肌钙蛋白 I

心肌肌钙蛋白(cTn)是肌钙蛋白复合体中与心肌收缩功能有关的一组蛋白,由三个亚基组成,即肌钙蛋白 T(TnT)、肌钙蛋白 I(TnI)和肌钙蛋白 C(TnC)。心肌肌钙蛋白具有高度组织特异性,心肌坏死时,肌钙蛋白释放进入血液,是心肌梗死诊断的特异性指标,其特异性和灵敏性均明显优于心肌酶标志物。

【参考区间】

化学发光法:

cTnT<0.1μg/L 为正常,>0.2μg/L 为临界值

cTnI<0.2μg/L 为正常,>1.5μg/L 为临界值

【异常结果解读】

(1)心肌肌钙蛋白(cTnT、cTnI)为心肌所独有,是心肌损伤的特异性标志物。急性心肌梗死时,cTnT 和 cTnI 在发病的 3~6 小时内升高,10~24 小时达到高峰,7~10 天内降至正常。cTnT 和 cTnI 出现早,升高幅度大,持续时间长,是心肌梗死的早期诊断指标。

(2)cTnT 和 cTnI 对不稳定型心绞痛、围手术期心肌损伤等疾病的诊断、监测、疗效观察及预后都有较高的价值。

(3)cTnT、cTnI 与肌酸激酶(CK)及其同工酶(CK-MB)组合使用对急性心肌梗死的诊断更有价值。

(二) 肌红蛋白

肌红蛋白(Mb)是一种与血红蛋白一样具有贮氧和运氧功能的蛋白质。Mb 存在于心肌和骨骼肌中,分子量小,易从坏死的肌细胞中释放出来。正常血液中含量很低,由肾脏排泄。当心肌和骨骼肌损伤时,血中和尿中肌红蛋白水平升高,故测定肌红蛋白对心肌梗死

和某些骨骼肌损伤的诊断有意义。

【参考区间】

化学发光法：男性 28~72μg/L

女性 25~58μg/L

【异常结果解读】

肌红蛋白升高

1）急性心肌梗死：肌红蛋白（Mb）是诊断心肌梗死的早期指标，发病 3 小时内即见升高，6~12 小时达到峰值，18~30 小时恢复到正常水平。由于肌红蛋白并非心肌所特有，骨骼肌中也有，故其特异性较差。急性胸痛发作 6~10 小时肌红蛋白阴性，可除外急性心肌梗死。

2）急性骨骼肌损伤、心力衰竭和某些肌病也可见肌红蛋白升高。

（三）心型脂肪酸结合蛋白

心型脂肪酸结合蛋白（h-FABP）是一种存在于心肌细胞胞质内的可溶性小分子蛋白，参与心肌内脂肪酸代谢供能。h-FABP 的心肌特异性比肌红蛋白高，在心脏以外组织中的分布与 CK-MB 相似。h-FABP 在正常血液中含量很低，当心肌细胞损伤时，快速释放进入血液循环，经肾脏排出，在 24 小时内可恢复至正常水平。

【参考区间】

ELISA 法 <5.0μg/L

【异常结果解读】

心型脂肪酸结合蛋白是一种对心肌损伤早期诊断有用的新型生物标志物，心肌缺血性损伤后 1~3 小时在血液中可被发现，6~8 小时达到峰值，在 24 小时内恢复正常。h-FABP 与肌钙蛋白联合检测可提高心肌梗死诊断的敏感性和特异性。

三、心脑血管疾病危险因素标志物检验

心血管疾病的危险因素很多，主要有：高血压、糖尿病、抽烟、肥胖和缺乏运动等，血清标志物有血脂、血糖、高敏 C 反应蛋白、同型半胱氨酸（HCY）、脂蛋白相关磷脂酶 A_2（Lp-PLA$_2$）等。危险因素

不是病因,也不是诊断疾病的依据,但危险因素常常与心血管疾病的发生有关,可以提示疾病发生的风险。

(一) 高敏 C 反应蛋白

C 反应蛋白(CRP)是一种非特异性的急性时相蛋白,在细菌感染、炎症、组织损伤时可明显升高。许多心血管专家认为,CRP 也是动脉粥样硬化、冠心病危险性评估指标,由于健康人体内 CRP 水平通常 <3mg/L,因此筛查时应使用高度敏感的方法检测(能检测出 <1mg/L 的 CRP),即高敏 C 反应蛋白(hs-CRP)。

【参考区间】

免疫比浊法:

hs-CRP<1.0mg/L 为低度危险性

1.0~3.0mg/L 为中度危险性

>3.0mg/L 为高度危险性

【异常结果解读】

美国心脏病协会指出,高敏 C 反应蛋白(hs-CRP)是独立的心血管疾病发生的危险性评估指标。多次检测血 hs-CRP>3mg/L 是心血管炎症存在的高危信号,1.0~3.0mg/L 为中度危险性,<1.0mg/L 为低度危险性。但 hs-CRP 是非特异性指标,应排除炎症、感染、组织损伤等疾病的可能,如果 hs-CRP>10mg/L,表明机体可能存在其他感染或损伤,应在感染控制后再检测 hs-CRP。

CRP 是否可预测心血管事件,目前仍存在争议。但对于特定人群预测缺血性心血管疾病 10 年发病风险有一定价值。

(二) 同型半胱氨酸

同型半胱氨酸(HCY)是一种含硫氨基酸,它是由蛋氨酸代谢过程中去甲基化所生成的中间产物。正常人血液中的 HCY 在维生素 B_6、维生素 B_{12}、叶酸和酶的存在下参与机体转硫基、转甲基过程。当机体代谢出现障碍时,HCY 在体内积聚,上调黏附分子表达,氧化应激反应升高。高浓度的 HCY 会对血管内皮细胞造成损伤,使血管内膜增厚、斑块形成,管腔狭窄甚至阻塞,导致动脉粥样硬化和冠心病的发生。因此认为高 HCY 是心脑血管性疾病发生的独立危险因素。

【参考区间】

酶联免疫法：血浆 5~10μmol/L 为正常,>15μmol/L 为升高

注意：血液离体后红细胞仍可不断地释放 HCY 到细胞外,因此采血后应及时分离血浆进行测定或冰冻保存。

【异常结果解读】

同型半胱氨酸升高

1)心脑血管疾病：国内外学者认为,血同型半胱氨酸含量升高,是动脉粥样硬化等心血管疾病发生的一个独立危险因子。研究发现,血浆同型半胱氨酸每升高 5μmol/L,冠状动脉疾病的危险度就增加 1.6 倍,脑血管疾病的危险度增加 1.8 倍,外周血管疾病的危险度增加 6.8 倍。因此,美国心脏协会(AHA)建议将高危人群的同型半胱氨酸水平控制在 <10μmol/L,为合理目标。

2)H 型高血压：原发性高血压伴血浆同型半胱氨酸升高者称为 H 型高血压,研究表明,H 型高血压患者发生脑卒中的风险比单纯高血压患者高 5 倍。

3)肾脏疾病：血液中的同型半胱氨酸主要经肾脏清除排出,故慢性肾功能衰竭患者常有 HCY 升高。血液透析的肾病患者,其血中同型半胱氨酸水平可达到正常人的 2~4 倍。

4)老年痴呆症：同型半胱氨酸水平升高对大脑有损伤,是引起老年痴呆症的因素之一。

5)生活方式：比如喝酒、抽烟、高脂饮食、精神压力过大等均可使其升高。改变生活方式,补充叶酸和维生素 B_{12} 是降低同型半胱氨酸的好办法。

(三)脂蛋白相关磷脂酶 A_2

脂蛋白相关磷脂酶 A_2(Lp-PLA$_2$),又称血小板活化因子乙酰水解酶(PAF-AH),由血管内膜中的巨噬细胞和 T 淋巴细胞分泌,是具有血管特异性的炎症标志物,具有促动脉粥样硬化的作用,是冠心病和缺血性脑卒中的独立危险因素。

【参考区间】

　　胶乳增强免疫比浊法：≤175μg/L

　　连续监测法：≤670U/L

【异常结果解读】

　　脂蛋白相关磷脂酶 A_2 升高：见于高血压、高脂血症、糖尿病、肾病综合征等患者，以及肥胖、烟酒过度、缺乏运动的人群。

　　Lp-PLA$_2$ 升高，预示着发生冠心病和缺血性脑卒中的风险高，是心脑血管疾病早期发现、危险度评估的新指标。

(四) 髓过氧化物酶

　　髓过氧化物酶(MPO)是一种由活化的中性粒细胞、单核细胞分泌的含血红素的蛋白酶，在中性粒细胞的灭菌作用中起重要作用。同时，MPO 会对低密度脂蛋白(LDL)进行氧化修饰，从而促进动脉粥样斑块形成，加速冠心病进展。因此，MPO 被认为是参与心血管疾病发生和发展的因子之一。

【参考区间】

　　胶乳免疫比浊法：≤127ng/mL

【异常结果解读】

　　MPO 升高与患冠状动脉疾病的易感性相关，是心血管疾病的风险预警指标。

(五) 缺血修饰白蛋白

　　缺血修饰白蛋白(IMA)是指机体发生缺血时，体内自由基破坏了血液中白蛋白的氨基酸序列，导致白蛋白与过渡金属的结合能力改变，这种因缺血而发生的与过渡金属结合能力改变的白蛋白称为缺血修饰白蛋白。有研究报道，IMA 可作为检测早期心肌缺血的指标。

【参考区间】

　　白蛋白 - 钴结合法(ACB 法)：<78U/mL

【异常结果解读】

　　缺血修饰白蛋白检测早期心肌缺血的灵敏性较高，是第一个被美国食品和药品监督管理局批准的心肌缺血标志物,但缺血修饰白蛋白不能鉴别心肌梗死和心肌缺血,其他组织发生缺血时也会升高,故其特异性较差。

四、继发性高血压相关指标检验

人体内有一种叫肾素 - 血管紧张素 - 醛固酮的系统,可调节人的血压。这个系统是由肾素、血管紧张素原、血管紧张素Ⅰ、Ⅱ、Ⅲ、醛固酮和血管紧张素转换酶等一系列激素及酶组成,通过调节人体血压、水和电解质平衡,来维持机体内环境的恒定。

目前检测血浆肾素活性(PRA)、血管紧张素Ⅱ(AⅡ)和醛固酮(ALD)已成为原发性和继发性高血压分型诊断和治疗的重要指标。

(一)血浆肾素活性和血管紧张素Ⅱ

肾素是由肾脏肾小球旁细胞合成和分泌的一种酸性蛋白酶,它作用于血管紧张素原使之转化为血管紧张素Ⅰ(AⅠ),AⅠ在血管紧张素转换酶的作用下形成血管紧张素Ⅱ(AⅡ)。血管紧张素Ⅱ是目前已知的最强的升高血压的因素之一。检测血浆中肾素活性(PRA)和血管紧张素Ⅱ浓度已成为肾性高血压、内分泌型高血压的诊断和分类的依据。

肾素的分泌受多种因素影响,如肾动脉血流的情况,当肾动脉灌注压降低时,入球小动脉壁受到牵拉的程度减小,则肾素释放增加,使血压升高;反之肾素释放减少,血压降低。当肾交感神经的兴奋性增高时,去甲肾上腺素分泌增加,直接刺激肾素释放。生物因素,如体位的改变可影响肾素水平,在直立位时肾素比仰卧位时高一倍以上;肾素水平在清晨最高,午后至傍晚最低;体育活动也可使肾素升高。

【参考区间】

放射免疫法,化学发光法:(普通饮食)

(1)肾素活性:卧位 0.5~16mg/L/h;直立位上升 2~5 倍。

(2)肾素浓度:卧位 3~19pg/mL;立位 5~40pg/mL。

(3) 血管紧张素 Ⅱ: 卧位 25~129pg/mL; 立位 49~252pg/mL。

注: 具体参考值由各实验室而定, 此参考范围仅供参考。

【异常结果解读】

肾素活性和血管紧张素 Ⅱ 测定的临床意义:

(1) 高血压分类: 高血压时, 肾素检测有助于了解高血压的病因。检测血浆肾素活性和血管紧张素 Ⅱ 浓度已成为肾性高血压和内分泌型高血压诊断的重要指标和分类依据。

(2) 高血压鉴别诊断: 肾性高血压和原发性醛固酮增多症的鉴别诊断。肾性高血压的肾素基础值增高, 对立位的激发反应正常; 而原发性醛固酮增多症的肾素基础值较低下, 特别是激发试验也不见增高。

(3) 肾血管性高血压患者的肾素主要由缺血一侧的肾脏分泌。

(4) 分泌肾素的肿瘤。

(5) 急性肾功能衰竭患者血浆肾素升高。

(二) 醛固酮测定

醛固酮 (ALD) 是肾上腺皮质球状带细胞合成和分泌的类固醇激素, 是人体一种非常强的调节水和电解质平衡的激素, 其作用是促进肾脏增加钠离子和水的重吸收和钾离子的排出, 对维持机体内环境的恒定起着重要作用。临床上与很多疾病有关, 如肾性高血压、醛固酮增多症等。血液中的醛固酮有昼夜节律变化, 还受体位的影响, 卧位比立位低, 所以检测醛固酮时要取卧位和立位的血。在初筛抽血时, 先站立或行走 2 小时, 静坐 15 分钟后, 经肘静脉采血 5mL, 置于一次性 EDTA 抗凝管中, 分离血浆后用于肾素浓度和醛固酮测定。

【参考区间】

放射免疫法, 化学发光法:

普通饮食: 卧位 80~450pmol/L (28~162pg/mL)

立位 110~870pmol/L (40~313pg/mL)

注: 具体参考值由各实验室而定, 此参考范围仅供参考。

【异常结果解读】

(1) 醛固酮升高

1) 原发性醛固酮增多症: 如肾上腺醛固酮瘤、肾上腺皮质增生、分泌醛固酮的异位肿瘤等。由于醛固酮分泌增加,导致水、钠潴留,血容量增加,临床表现为高血压和低血钾综合征。

2)继发性醛固酮增多症:见于充血性心力衰竭、肾病综合征、肝硬化腹水、Bartter 综合征、肾血管性高血压、肾素瘤和利尿剂使用等。其特点是血浆肾素活性升高,血管紧张素和醛固酮分泌增多,临床表现为浮肿、高血压和低血钾等。

(2)醛固酮降低:见于肾上腺皮质功能减退,如艾迪生病。

(三) 皮质醇测定

皮质醇是由肾上腺皮质合成、分泌的一种类固醇激素,属于糖皮质激素,在人体新陈代谢和维持正常生理功能方面起着重要的作用。皮质醇是体内调节糖代谢的重要激素之一,并可促进蛋白质和脂肪的分解。在机体的应激反应中也起重要作用,具有抑制免疫和抗炎的功能。血液中 90% 以上的皮质醇与皮质醇转运球蛋白结合,少量与白蛋白结合,其余为具有生物活性的游离皮质醇。皮质醇的分泌受到促肾上腺皮质激素(ACTH)的调节,还存在昼夜节律变化(早晨最高,夜间最低)。皮质醇作为许多功能试验的一部分,是诊断下丘脑 - 垂体 - 肾上腺系统疾病的重要检测项目。尿液中的皮质醇不受昼夜节律的影响,易于检测。

【参考区间】

电化学发光法(成人):

早上(8:00)血清 171~536nmol/L(62~194μg/L)

下午(16:00)血清 64~340nmol/L(23~123μg/L)

尿游离皮质醇:100~379nmol/24h 尿(36~137μg/24h 尿)

注:具体参考值由各实验室而定,此参考范围仅供参考。

【异常结果解读】

(1)皮质醇升高:主要见于原发性皮质醇增多症,如库欣病,表现为向心性肥胖、满月脸、水牛背、高血压、糖耐量减低、骨质疏松、易患各种感染等。

(2)皮质醇减低:主要见于肾上腺皮质功能减退症,如艾迪生病。

五、心脏疾病标志物综合解读

心脏疾病标志物中,心肌酶标志物、心肌蛋白标志物等,都是在心肌梗死发生后才升高的指标,是心肌梗死诊断、判断病情和疗效观察的指标,不是健康体检的指标,一旦这些指标升高,在排除假阳性后,应立即住院。

健康体检的目的是了解受检者是否有心血管疾病的危险因素:包括心血管疾病家族史、年龄(40 岁以上)、性别、肥胖(体重指数)、吸烟、酗酒、缺乏运动、精神紧张、高血压、糖尿病等;检验指标,包括血脂、血糖、高敏 C 反应蛋白、同型半胱氨酸(HCY)、脂蛋白相关磷脂酶 A_2、髓过氧化物酶等;仪器检查包括心电图、踝 - 臂指数(ABI)、脉搏波传导速度(PWV)、心脏和颈动脉 B 超等。根据上述检查结果,综合判断受检者心血管疾病的风险程度,是低风险、中风险还是高风险。

美国疾病预防控制中心专家提出,导致心血管疾病的原因,50%是因为生活方式,即抽烟、酗酒、饮食不合理和缺乏运动等,并将这一类疾病统称为慢性生活方式病。因此,对体检中发现的中、高风险者应进行一级预防,就是要去除病因,通过日常保健和合理用药,使心脏的血液供给保持畅通,从源头上控制心血管疾病的发生,包括:①有效控制和治疗糖尿病、高血压;②有效降低血脂;③戒烟、限酒、低盐饮食;④减肥;⑤少开车、多运动;⑥保持心态平衡,减轻心理压力等。

第八章
甲状腺疾病相关标志物检验

甲状腺激素具有重要的生理作用,参与人体的生长、发育和糖、蛋白质、脂肪的代谢,对神经系统、内分泌系统、心血管系统,以及生殖系统有重要影响。甲状腺激素的分泌受下丘脑-垂体的调控,甲状腺激素又可对下丘脑-垂体进行反馈调节,从而维持各种甲状腺激素水平的动态稳定。

甲状腺激素的实验室检查有助于对甲状腺疾病或甲状腺功能障碍的诊断,是目前最常用的内分泌测定项目。甲状腺球蛋白、抗甲状腺球蛋白抗体和抗甲状腺过氧化物酶抗体等与甲状腺疾病关系密切,故在此一并叙述。

一、甲状腺相关激素检验

(一) 促甲状腺素

血液中的促甲状腺素(TSH)是脑垂体释放的调节甲状腺素合成和释放的重要激素,TSH 可促使血中甲状腺激素浓度增高;而增高的甲状腺激素又可反馈抑制垂体 TSH 的分泌,使 TSH 维持在一个正常水平。血清 TSH 是反映甲状腺素功能变化的一项非常敏感和重要的指标。

【参考区间】

化学发光法:成人 0.27~4.2mIU/L

【异常结果解读】

(1)促甲状腺素升高:见于甲状腺功能减退,地方性缺碘性甲状腺肿,此时由于 T_3、T_4 分泌减少,反馈调节使垂体分泌 TSH 增加。

(2)促甲状腺素降低:见于甲状腺功能亢进,此时由于 T_3、T_4 分泌增加,反馈调节使垂体分泌 TSH 减少。

(二) 甲状腺素和游离 T_4

甲状腺素(T_4)是由甲状腺合成和分泌的,受垂体 TSH 调节。血液循环中 99% 以上的 T_4 以与蛋白结合的形式存在,其中 80%~90% 与甲状腺结合球蛋白(TBG)结合,其余部分与血浆白蛋白等结合。仅有约 0.04% 是具有生物活性的游离 T_4(fT_4)。由于血液中结合 T_4 的蛋白浓度易受外源性和内源性因素的影响,而 fT_4 不与蛋白结合,不受其影响,因此 fT_4 是反映甲状腺激素活性更好的指标。

【参考区间】

化学发光法测定血清 T_4 和 fT_4 的参考区间见表 8-1。

表 8-1 化学发光法测定血清 T_4 和 fT_4 的参考区间

年龄	T_4	fT_4
7~12 岁	97~175nmol/L	13.9~22.1pmol/L
13~17 岁	82~171nmol/L	13.6~23.2pmol/L
成人	66~181nmol/L	12.0~22.0pmol/L

【异常结果解读】

(1) 甲状腺素升高:见于甲状腺功能亢进,某些急性甲状腺炎、妊娠、口服避孕药等。

(2) 甲状腺素降低:见于甲状腺功能减退、肾病综合征等。

(三) 三碘甲状腺原氨酸和游离 T_3

三碘甲状腺原氨酸(T_3)是由 T_4 经酶解脱碘生成,是甲状腺激素对各种靶器官作用的主要激素。与 T_4 类似,99% 以上的 T_3 与血液中的运输蛋白结合,有生物活性的游离 T_3(fT_3)约占 0.35%。fT_3 测定的优点是不受其结合蛋白质浓度和结合特性变化的影响,是诊断甲状腺功能亢进较灵敏的指标之一。

【参考区间】

化学发光法测定血清 T_3 和 fT_3 的参考范围见表 8-2。

表 8-2　化学发光法测定血清 T_3 和 fT_3 的参考范围

年龄	T_3	fT_3
7~12 岁	1.2~5.4nmol/L	3.8~8.6pmol/L
13~17 岁	1.8~4.0nmol/L	3.7~7.7pmol/L
成人	1.3~3.1nmol/L	2.8~7.1pmol/L

【异常结果解读】

（1）三碘甲状腺原氨酸升高：见于甲状腺功能亢进，特别是 T_3 型甲亢的重要指标，妊娠也见升高。

（2）三碘甲状腺原氨酸减低：见于甲状腺功能减退。

（四）反三碘甲状腺原氨酸

反三碘甲状腺原氨酸（rT_3）是在甲状腺以外的组织器官（尤其是肝脏）由 T_4 经酶解脱碘生成。rT_3 血浓度与 T_3、T_4 成一定比例，其生理活性仅为 T_4 的 10% 以下。健康体检一般不做此项检测。

【参考区间】

放射免疫法：0.54~1.46nmol/L

【异常结果解读】

（1）反三碘甲状腺原氨酸升高：见于甲亢初期或复发早期；慢性肝炎、肝硬化、肾功能不全等。

（2）反三碘甲状腺原氨酸减低：见于甲状腺功能减退。

二、甲状腺相关蛋白和自身抗体检验

（一）甲状腺球蛋白

甲状腺球蛋白（TG）是一种碘化糖蛋白，绝大多数由甲状腺滤泡上皮细胞合成并释放进入甲状腺滤泡腔中，是甲状腺滤泡内胶质的主要成分。促甲状腺素或碘缺乏等因素可刺激 TG 的产生。在正常情况下，只有极微量的 TG 进入血液循环，甲状腺滤泡壁损伤如甲状腺炎、甲状腺癌时，可导致血液中 TG 含量增高。

【参考区间】

化学发光法：<85μg/L

【异常结果解读】

甲状腺球蛋白升高 见于甲状腺功能亢进、甲状腺结节、亚急性甲状腺炎、甲状腺癌等。甲状腺癌手术后(甲状腺全切),血清甲状腺球蛋白应降到几乎测不到的水平,即零。术后随访中,如果血清甲状腺球蛋白水平再次升高,则提示有复发或转移病灶可能。

(二)甲状腺素结合球蛋白

甲状腺素结合球蛋白(TBG)是由肝脏合成的酸性糖蛋白,可特异性地与T_3、T_4结合,是甲状腺激素的主要转运蛋白,对甲状腺激素的贮存、运输、代谢,以及维持甲状腺激素的稳定,具有重要的作用。

【参考区间】

放射免疫法：13~30mg/L(220~510nmol/L)

【异常结果解读】

(1)甲状腺素结合球蛋白升高：见于甲状腺功能减退;孕妇和服用避孕药者。

(2)甲状腺素结合球蛋白减低：见于甲状腺功能亢进;肾病综合征、严重营养不良、先天性 TBG 缺乏症等。

(三)抗甲状腺球蛋白抗体

抗甲状腺球蛋白抗体(TgAb 或 ATG)是一种以甲状腺球蛋白为靶抗原的自身抗体,是各种自身抗体中最典型的具有器官特异性的抗体,抗体以 IgG 类为主,IgA 类占 20%,IgM 类占 5%。

【参考区间】

间接血凝法滴度：≤1∶32

电化学发光法：<115IU/mL

【异常结果解读】

抗甲状腺球蛋白抗体是诊断自身免疫性甲状腺炎的特异性指标。桥本甲状腺炎患者血清中 ATG 检出率可达 60%~70%;原发性甲状腺功能减退症的患者检出率约为 65%。

(四) 抗甲状腺过氧化物酶抗体

甲状腺过氧化物酶(TPO)存在于甲状腺细胞的微粒体中,是甲状腺激素合成过程中的关键酶,能与甲状腺球蛋白(TG)协同将L-酪氨酸碘化成为甲状腺激素。TPO 是潜在的自身抗原,自身免疫性甲状腺疾病常伴有血中 TPO 抗体升高,以及抗微粒体抗体(TMA)升高。现已证实甲状腺过氧化物酶是甲状腺微粒体的主要成分,由于抗 TPO 抗体(TPOAb)试验采用纯化的过氧化物酶作为抗原,所以试验的重复性、特异性方面均优于抗微粒体抗体试验。

【参考区间】

电化学发光法: <34IU/mL

【异常结果解读】

抗 TPO 抗体升高是自身免疫性甲状腺炎的特异性指标。升高可见于慢性桥本甲状腺炎,阳性率 90%;弥漫性毒性甲状腺肿(Graves 病)患者,阳性率 70%;原发性甲状腺功能减退症的患者,阳性率约为 68%。本试验与其他甲状腺抗体测定(如 TgAb)同时测定,可提高敏感性。抗 TPO 抗体增高的程度与疾病的程度无关。随着疾病的缓解,抗 TPO 抗体水平可逐渐下降。

(五) 促甲状腺素受体抗体

促甲状腺素受体抗体(TR-Ab)是一组抗甲状腺细胞膜上 TSH 受体的自身抗体,与多种自身免疫性甲状腺疾病有关。TR-Ab 不是均一性抗体,其中包括刺激型抗体(TS-Ab)和抑制型抗体(TSB-Ab)两种类型。

【参考区间】

电化学发光法: <1.75IU/L

【异常结果解读】

促甲状腺素受体抗体阳性　表示体内存在针对 TSH 受体的抗体,主要见于 75%~96% 的弥漫性毒性甲状腺肿(Graves 病)患者,而在其他类型的甲亢患者这种抗体则较少见。

三、甲状旁腺相关激素

(一) 甲状旁腺激素

甲状旁腺激素(PTH)是由甲状旁腺主细胞分泌的单链多肽,是调节钙磷代谢,维持机体钙平衡的主要激素。其靶细胞主要是骨、肾小管和小肠,它通过动员骨钙入血,促进肾小管对钙离子的重吸收,使血钙浓度升高。PTH 的分泌受血液中的钙和维生素 D 的调节,低钙血症和维生素 D 缺乏可刺激 PTH 分泌,高钙血症和维生素 D 浓度升高则起抑制作用。PTH 在人体内的水平有昼夜节律,夜间较高。

【参考区间】

电化学发光法:1.6~6.9pmol/L(15~65ng/L)

【异常结果解读】

测定血清 PTH 是诊断相关性骨病的重要指标之一。

(1)甲状旁腺素升高:见于原发性或继发性甲状旁腺功能亢进症。

(2)甲状旁腺素降低:见于特发性甲状旁腺功能减退和甲状腺或甲状旁腺切除术后的病例。

(二) 降钙素

降钙素(CT)是由甲状腺滤泡旁细胞(C 细胞)分泌的、由 32 个氨基酸组成的单链多肽,是一种重要的参与钙磷代谢调节的激素。其主要功能是抑制破骨细胞的活性,促进钙盐在骨沉积,减少肾小管对钙磷的重吸收,以降低血钙。它在功能上与甲状旁腺素(PTH)相互拮抗,共同维持体内血钙水平的相对稳定,同时降钙素还是甲状腺髓样癌的肿瘤标志物。

【参考区间】

ELISA:血清 <100ng/L

【异常结果解读】

(1)甲状腺髓样癌(C 细胞癌)降钙素升高,是诊断的重要标志物之一,也是观察疗效和复发的一个标志物。

(2)产生降钙素的异位肿瘤(如肺癌、胰腺癌、肝癌、类癌等),可见到血清降钙素升高。

(3)慢性肾病、肾功能衰竭时也可见降钙素升高。

(4)停经妇女可见降钙素生理性降低。甲状腺手术切除后降钙素减少。

第九章
性腺相关激素检验

性激素是维持人体生理活动的重要激素,其主要生理作用为促进性特征的出现并维持在正常状态,刺激性器官和生殖器官的生长、发育,维持性欲,影响蛋白质的合成代谢、脂肪代谢、骨骼代谢、水盐代谢及红细胞生成等。性激素的主要分泌部位(器官)分别为睾丸、卵巢和肾上腺皮质。各种性激素的分泌活动分别受下丘脑-垂体的调控,从而维持各种性激素水平的稳定。

一、黄体生成素和卵泡刺激素

黄体生成素(LH)和卵泡刺激素(FSH)同属促性腺激素家族,都是垂体前叶分泌的糖蛋白,调控着男女生长、发育、青春期性成熟,以及与生殖相关的一系列生理过程。对于女性,该激素通过下丘脑-垂体-卵巢调节环路发挥作用,控制月经周期。LH 和 FSH 从垂体的促性腺细胞中脉冲式分泌释放后,经血流到达卵巢。在卵巢中,LH 和 FSH 一起刺激卵泡的成长和成熟,并刺激雌激素的生物合成。LH 和 FSH 水平在月经周期的中期达到最高峰,然后迅速下降,诱导排卵和黄体形成(排卵期就发生在此峰值后的 24~48 小时)。LH 半衰期短,很快通过尿液排出,尿液中 LH 浓度快速升高,使排卵监测试纸表现为阳性。在男性中,LH 主要是刺激睾丸间质细胞发育并促进其分泌睾酮,FSH 作用于睾丸生精小管促进精子形成。

由于 LH 和 FSH 的作用是相互协同的,故两者常同时测定。LH 和 FSH 联合检测可用于查明染色体异常的先天性疾病(如 Turner 综合征)、多囊性卵巢,还可了解闭经的原因和诊断绝经综合征等。在预测排卵时间上,LH 检查具有特殊的意义。

【参考区间】

电化学发光法测定血清 LH 和 FSH 的参考区间见表 9-1。

表 9-1　电化学发光法测定血清 LH 和 FSH 的参考区间

性别	分期	LH/(IU/L)	FSH/(IU/L)
女性	卵泡期	2.4~12.6	3.5~12.5
	排卵期	14.0~95.6	4.7~21.5
	黄体期	1.0~11.4	1.7~7.7
	绝经期	7.7~58.5	25.8~134.8
男性	成人	1.7~8.6	1.5~12.4

【异常结果解读】

(1)LH 和 FSH 升高：见于原发性卵巢功能衰竭、原发性闭经、Turner 综合征、更年期综合征、垂体促性腺细胞瘤、真性性早熟等。

(2)LH 和 FSH 减低：见于继发性性腺功能低下、女性不孕症、长期服用避孕药、大量应用性激素、男性无精子症等。

二、泌乳素

泌乳素(PRL)是由脑垂体合成分泌的一种多肽激素,妇女在怀孕后期及哺乳期,泌乳素分泌旺盛,以促进乳腺发育与泌乳。吮吸作用可诱导泌乳素分泌使产后排卵停止。泌乳素也是促进乳腺生长,乳房发育,性腺发育所必需的。泌乳素浓度过高,可导致下丘脑性腺功能减退,女性表现为无排卵和月经失调。

【参考区间】

化学发光法：女性 3.4~24.1μg/L

男性 4.1~18.4μg/L

【异常结果解读】

泌乳素升高

1)垂体泌乳素瘤。

2)恶性肿瘤异位分泌催乳素,如肺癌、卵巢癌。

3) 某些药物, 如氯丙嗪、利血平、口服避孕药, 可致泌乳素水平升高。

4) 妊娠期泌乳素明显升高。

三、雌二醇

雌二醇 (E_2) 是生物活性最强的雌激素, 主要是由卵巢产生, 肾上腺皮质也产生少量的雌激素。E_2 的主要生理作用为促进女性生殖器官的发育, 是卵泡发育、成熟和排卵的重要调节因素; 也是导致月经周期性变化的重要激素。E_2 可促进乳房发育, 乳腺增生, 皮下脂肪富集, 体态丰满等, 对维持女性的第二性征起重要作用。E_2 还对内分泌系统、心血管系统、人体的代谢、骨骼的生长、皮肤滋润等各方面均有明显的影响。进入更年期以后, 卵巢功能逐渐衰竭, 雌二醇急剧下降, 引起更年期综合征、骨质疏松症等雌激素缺乏性疾病。

在男性, E_2 主要由肾上腺皮质和睾丸产生, 对蛋白质、脂类及钙磷代谢起着一定的作用。

【参考区间】

电化学发光法:

女性: 卵泡期 90~716pmol/L (24.5~195ng/L)

排卵期 243~1 509pmol/L (66.1~411ng/L)

黄体期 147~958pmol/L (40.0~261ng/L)

绝经期 37~145pmol/L (10.0~39.5ng/L)

男性: 成人 49~218pmol/L (13.5~59.4ng/L)

【异常结果解读】

(1) 雌二醇升高: 见于卵巢肿瘤, 原发性或继发性性早熟。男性女性化, 妊娠期妇女, 肝硬化患者。

(2) 雌二醇减少: 见于原发性或继发性卵巢功能不全, 原发性和继发性闭经、绝经、卵巢切除后, 下丘脑病变, 垂体前叶功能减退等。

四、血浆孕酮

孕酮 (PP) 属于类固醇激素, 是一种涉及女性月经周期、妊娠, 并对胚胎发育有影响的激素。孕酮的浓度与黄体的生长与退化密切相关。在排卵的前一天,孕酮开始升高,排卵后黄体细胞大量分泌孕酮,在排卵后 5~10 天达高峰,随后逐渐降低,进入下一个月经周期。如果怀孕,孕酮水平在妊娠期持续升高,早期由卵巢妊娠黄体产生,7~9 周逐渐过渡至胎盘产生。孕酮是支持胎儿早期生长发育的重要激素。孕酮还可以影响生殖器官的发育和功能活动,促进乳腺增生等。

【参考区间】

电化学发光法:

女性:卵泡期 0.6~4.8nmol/L(0.2~1.5μg/L)

　　　排卵期 2.5~9.5nmol/L(0.8~3.0μg/L)

　　　黄体期 5.4~85.8nmol/L(1.7~27μg/L)

　　　绝经期 0.3~2.5nmol/L(0.1~0.8μg/L)

男性:成人 0.6~4.4nmol/L(0.2~1.4μg/L)

【异常结果解读】

(1)孕酮升高:①生理性升高,在排卵期升高的孕酮,可刺激体温中枢使基础体温升高,临床上用以判断卵巢有无排卵和排卵的日期。②病理性升高,可见于葡萄胎、卵巢囊肿。

(2)孕酮减低:见于卵巢功能减退、黄体功能不全、胎盘发育不良、流产、死胎等。

五、血浆睾酮

睾酮(PT)是体内最主要的雄激素。在男性,睾酮几乎全部在睾丸间质细胞合成。血液中的睾酮 98% 与血浆蛋白结合,仅 2% 以游离形式存在,游离的睾酮才具有生物活性。中青年男性血液中的睾酮水平最高,50 岁以后,随年龄增高而逐渐减少。成年男性血液中的睾酮水平呈现昼夜节律和脉冲式分泌,而且个体差异较大。一般上午睾酮水平较晚上高约 20%,剧烈运动可使血清睾酮升高,疲劳可使血清睾酮水平降低。睾酮有促进生殖器官生长和发育,刺激性欲,维持男性第二性征,维持前列腺和精囊的功能。睾酮还可促进蛋白质合成、骨骼生长和红细胞生成。

【参考区间】

电化学发光法：成年男性 9.7~27.8nmol/L（2.8~8.0μg/L）

成年女性 0.2~2.9nmol/L（0.06~0.82μg/L）

【异常结果解读】

（1）睾酮升高：①睾丸间质细胞瘤；②先天性肾上腺皮质增生症、肾上腺肿瘤；③女性多囊性卵巢综合征。

（2）睾酮减低：①先天性睾丸发育不全综合征；②性腺功能减退；③隐睾。

六、性激素检验相关问题解读

血液性激素的水平是随着月经周期的变化而变化的,确切地说,应该是由于性激素的周期性变化而导致了月经的产生。总之,性激素是在不断变化的,再加上黄体生成素、卵泡刺激素等垂体激素的分泌呈脉冲式,因此也是在动态变化的,所以每一次的测定结果很可能不一样。性激素种类多,影响因素也多,因此其测定结果的解释有时比较困难,应该由医生来进行。病情需要时需多次抽血,动态检测,结合临床资料分析才能得出结论。

另外,性激素的测定还随仪器设备、试剂和方法的不同而有不同,参考区间也有不同,因此,在解释检测结果要考虑到这些因素。

第十章
无机元素检验

人体是由化学元素组成的,体内的化学物质分宏量元素和微量元素两类。宏量元素也称常量元素,如碳、氢、氧、氮、钠、钾、钙、磷、镁、氯等,占体重的 99.95%。

微量元素指人体内含量少于体重万分之一的元素,其中必需微量元素是生物体不可缺少的元素,如铁、锌、铜、钴、锰、硒、铬、碘、氟、镍、钼、钒、锡、硅、锶、硼、钴等。微量元素虽然在人体内的含量很少,但与人的健康息息相关。医学研究表明,微量元素在许多疾病的发生、诊断和防治方面具有重要的意义。

一、常量元素

(一) 血清钾

钾(K)是细胞内液的主要阳离子,约 98% 的钾存在于细胞内。钾在维持心肌和神经肌肉正常的应激性、维持酸碱平衡等方面起重要作用。

【参考区间】

离子选择电极法,火焰光度法:3.5~5.5mmol/L

【异常结果解读】

(1)血清钾升高

1)摄入过多:如静脉补钾浓度太高,速度太快等。

2)排泄障碍:如肾功能衰竭少尿期、尿毒症、肾上腺皮质功能减退等。

3)细胞内钾进入血液:如重度溶血性贫血、创伤、大剂量化疗、血液透析、代谢性酸中毒、严重脱水等。

(2)血清钾降低

1)摄入不足：如长期低钾饮食,偏食。长期使用排钾利尿剂而未能及时补钾。

2)排出增多：如严重呕吐、腹泻、胃肠引流使钾丢失太多;肾上腺皮质功能亢进,长期使用糖皮质激素,醛固酮增多症等使肾脏排钾过多。

3)细胞外钾进入细胞内：如静脉输入大量葡萄糖及胰岛素,家族性周期性麻痹发作期。

(二) 血清钠

钠(Na)是细胞外液的主要阳离子,人体内的钠约44%分布在细胞外液,9%存在于细胞内液,其余分布在骨骼中。钠的主要功能是维持体液的正常渗透压及酸碱平衡,并具有维持肌肉、神经的应激性作用。体内钠的平衡主要通过肾脏调节。

【参考区间】

离子选择电极法,火焰光度法：137~147mmol/L

【异常结果解读】

(1)血清钠升高

1)摄入过多：如输入过多含钠盐的溶液。

2)严重脱水：如烧伤、大量出汗使血液浓缩,血钠升高。

3)肾上腺皮质功能亢进：如原发性醛固酮增多症、垂体瘤等。

(2)血清钠降低

1)摄入不足：如长期低盐饮食、营养不良。

2)丢失增多：如严重呕吐、腹泻、尿崩症、大量使用利尿剂使机体丢失钠太多。

(三) 血清氯

氯离子(Cl)是血浆、胃、小肠及大肠分泌液中最丰富的细胞外阴离子。氯的主要功能是调节机体的酸碱平衡、渗透压及水、电解质平衡,参与胃液中胃酸的生成等。

【参考区间】

离子选择电极法：96~108mmol/L

【异常结果解读】

（1）血清氯升高

1）摄入过多：如输入过多的氯化钠溶液。

2）排泄减少：如急性肾小球肾炎少尿期、肾功能衰竭少尿期。

3）其他：如严重腹泻或使用过多含氯药物等。

（2）血清氯降低

1）摄入不足：如长期低盐饮食、营养不良。

2）丢失增多：如严重呕吐、胃肠造瘘等。

（四）血清钙

钙（Ca）是人体中含量最多的金属元素，99% 以上存在于骨骼及牙齿中。血液中的钙不到总钙的 1%，以离子钙（Ca^{2+}）和蛋白结合钙的形式存在。钙的主要功能有降低神经肌肉的兴奋性，维持心肌传导系统的兴奋性和节律性，参与肌肉收缩，并且是凝血过程中的重要物质。

【参考区间】

邻甲酚酞络合酮比色法：血清总钙 2.10~2.55mmol/L

离子选择电极法：血清离子钙 1.16~1.32mmol/L

【异常结果解读】

（1）血清钙升高

1）骨溶解增强：常见于多发性骨髓瘤，分泌破骨细胞刺激因子的肿瘤，原发性甲状旁腺功能亢进等。

2）吸收增加：大量使用维生素 D，输入钙剂过多。

（2）血清钙降低

1）钙摄入不足和吸收不良：如长期低钙饮食、妊娠后期、肠道吸收障碍、甲状旁腺功能低下等。

2）维生素 D 缺乏：如佝偻病、婴儿手足抽搐症及骨软化症。

3）肾脏疾病：如急、慢性肾功能不全，肾小管性酸中毒等。

（五）血清无机磷

人体内的磷主要以磷酸盐形式存在于骨骼中（80%），还有一些有机磷存在于磷脂、核苷酸中。血液中存在少量磷酸盐，称为无机磷（Pi），是调节酸碱平衡的重要缓冲体系之一。

【参考区间】

钼蓝法：0.87~1.45mmol/L

【异常结果解读】

（1）血清磷升高：常见于甲状旁腺功能减退、维生素 D 过量、肾功能不全。

（2）血清磷降低：常见于甲状旁腺功能亢进、佝偻病或软骨病、长期腹泻、吸收不良等。

（六）血清镁

镁（Mg）在人体最重要的功能是激活多种酶，在糖酵解、细胞呼吸，以及调节神经肌肉兴奋性、蛋白质合成等方面起重要作用。人体内约 50% 的镁在骨骼中，40% 在肝、肾、肌肉等组织中，血清内仅占5% 左右。镁主要由肠道吸收，经肾脏排出。镁和钙在体内常处于自动平衡状态。

【参考区间】

分光光度法：0.8~1.2mmol/L

【异常结果解读】

（1）血清镁升高：见于急慢性肾功能不全，摄入过多含镁的药物或镁排泄障碍。

（2）血清镁减低

1）摄入不足或丢失过多：如长期禁食、慢性腹泻、呕吐、酒精中毒、长期使用利尿剂等。

2）内分泌紊乱：见于甲状腺功能亢进、甲状旁腺功能亢进、原发性醛固酮增多症、糖尿病酮症酸中毒等。

二、微量元素

(一) 铁

见血液常规检验(缺铁性贫血检验)。

(二) 铜

铜(Cu)是人体必需的微量元素,参与许多酶的组成及生化过程,对婴幼儿生长发育、神经及内分泌功能有重要作用。人体内铜的主要来源是食物,如动物肝脏、牡蛎、鱼及绿叶蔬菜等,主要在十二指肠吸收。血中的铜 90% 以上以铜蓝蛋白的形式存在。

【参考区间】

原子吸收分光光度法:

血清铜:男性 11.0~22.0μmol/L

女性 12.6~24.3μmol/L

【异常结果解读】

(1)血清铜升高:见于急慢性感染、恶性肿瘤、白血病、肝硬化、口服避孕药等。

(2)血清铜降低

1)严重营养不良或肠道吸收不良。

2)肝豆状核变性(Wilson 病)是一种遗传性铜代谢障碍性疾病,表现为铜在肝脏大量蓄积,引起结节性肝硬化,在脑蓄积引起神经系统症状,在眼蓄积出现 K-F 环等,此时检测血清铜和血浆铜蓝蛋白浓度则降低。

(三) 锌

锌(Zn)是人体必需的微量元素,是体内许多酶的组成成分,参与核酸和蛋白质代谢。生长发育期的儿童缺锌表现为发育停滞,食欲减退,味觉丧失;成年患者表现为伤口愈合延迟。锌在食物中来源丰富,尤其在动物肝脏、鱼、蛋类中,主要在小肠吸收。锌不仅影响蛋白质合成的质量和数量,还影响人体的免疫功能。

【参考区间】

原子吸收分光光度法:血清锌 11.6~23.0μmol/L

【异常结果解读】

(1)血锌升高:常见于不恰当地过多使用锌制剂,污染引起的急性锌中毒。

(2)血锌降低

1)摄入不足和吸收障碍:如长期缺锌饮食或慢性腹泻、肠道吸收不良。

2)肝脏病变:如慢性活动性肝炎、肝硬化、肝癌等。

3)慢性感染和慢性消耗性疾病。

(四)硒

硒(Se)是人体必需的微量元素之一,能增强维生素 E 的抗氧化作用,调节体内氧化还原反应的速度。硒又是体内谷胱甘肽过氧化物酶(GSH-Px)的重要组分,对细胞膜有保护作用,对机体的免疫功能有促进作用。我国大多数地区膳食中硒的含量是足够而安全的。硒在动物肝脏、肉类、海产品、谷物中含量较多,目前世界上还未规定膳食中硒的供给量。

【参考区间】

原子吸收分光光度法:血清硒 1.27~2.4μmol/L

【异常结果解读】

(1)硒过量:血清硒 >5μmol/L 可出现中毒症状,见于工业性中毒或过量补硒。

(2)硒缺乏:可引起免疫功能低下、肿瘤等。

(五)碘

碘(I)是人体必需的微量元素之一,是组成甲状腺素的必要成分,没有碘就不能合成甲状腺素,而甲状腺素是人体新陈代谢中不可缺少的激素,参与人体的生长、发育和糖、蛋白质、脂肪的代谢。胚胎期缺乏甲状腺素,胎儿神经系统发育异常,出生后智力低下;儿童期缺乏甲状腺素则体格、性器官发育障碍,出现呆小病;成人缺乏甲状腺素则出现基础代谢率低、浑身乏力、反应迟钝、黏液性水肿等。成人每天的碘需要量为150μg。含碘最高的食物为海产品,如海带、紫菜、海蜇、带鱼等。碘主要在小肠吸收,约70%被摄入甲状腺细胞内储存和利用。

【参考区间】

高氯酸 - 氯酸钠消解法:血清碘 36~96μg/L

砷铈催化光光度法:尿碘 100~200μg/L

【异常结果解读】

(1)碘摄入过量:可引起高碘性甲状腺肿。

(2)碘缺乏:成人缺碘可引起地方性甲状腺肿,儿童缺碘可出现生长发育停滞,胎儿期缺碘可致使先天性甲状腺功能减退、智力障碍等。

(六) 铅

铅(Pb)为有毒有害金属元素,慢性铅中毒是由于接触铅烟或铅尘,出现以神经、消化、造血系统障碍为主的全身性疾病。表现为贫血、腹痛、中毒性周围神经系统疾病等。

【参考区间】

原子吸收分光光度法:

成人血铅 <0.97μmol/L(<200μg/L)

尿铅 <0.12μmol/L(<25μg/L)

【异常结果解读】

血铅升高表示铅中毒。

国家职业性慢性铅中毒诊断标准:

(1)轻度中毒:血铅 ≥ 2.9μmol/L(600μg/L)或尿铅 ≥ 0.58μmol/L(120μg/L);且具有下列一项表现者:①血红细胞锌原卟啉(ZPP) ≥ 2.91μmol/L(13.0μg/gHb);②尿 δ- 氨基 -r- 酮戊酸 ≥ 61.0μmol/L(8 000μg/L);③有腹部隐痛、腹胀、便秘等症状。

络合剂驱排后尿铅 ≥ 3.86μmol/L(800μg/L)或 4.82μmol/24h(1 000μg/24h)者,可诊断为轻度中毒。

　　(2)中度中毒:在轻度中毒的基础上,具有下列表现之一者:①腹绞痛;②贫血;③轻度中毒性周围神经病。

　　(3)重度中毒:在中度中毒的基础上,具有下列表现之一者:①铅麻痹;②中毒性脑病。

附:儿童铅中毒的诊断和分级主要依照血铅水平。

　　Ⅰ　血铅 <100μg/L,相对安全。

　　Ⅱ　血铅 100~199μg/L,轻度铅中毒。没有特异的临床症状,有时有行为异常。

　　Ⅲ　血铅 200~449μg/L,中度铅中毒,可出现缺钙、缺铁、缺锌、血红蛋白合成障碍,可有免疫力低下、注意力不集中、学习困难、智商水平下降、生长发育迟缓等症状。

　　Ⅳ　血铅 450~699μg/L,重度铅中毒,可出现性格改变、易激怒、多动症、攻击性行为、运动失调、贫血、不明原因腹痛和痴呆等症状。

　　Ⅴ　血铅 ≥ 700μg/L,极重度铅中毒,可导致脏器损害、肾功能损害、铅性脑病(头痛、惊厥、昏迷等)甚至死亡。

　　对于Ⅱ以下铅中毒儿童,以健康教育、环境干预和特殊饮食调衡为主。Ⅱ~Ⅲ必须在医生指导下以国家认定的驱铅食品做驱铅治疗,才能使铅中毒儿童尽快康复。Ⅳ~Ⅴ应在 48 小时内复查血铅,如获证实,应立即予以驱铅治疗,同时进行染铅原因的追查与干预。

　　世界发达国家儿童血铅 <60μg/L 为相对安全,国际血铅诊断标准≥ 100μg/L 为铅中毒。

第十一章
骨代谢标志物检验

骨骼是由骨基质和骨骼细胞组成的结缔组织,成年人骨骼的增长停止了,但骨的新陈代谢并未停止,骨组织不断地由破骨细胞进行骨吸收,再由成骨细胞进行骨重建,这种从破骨到成骨周而复始进行的代谢是骨代谢的主要形式,二者处于平衡状态。在骨代谢的这一过程中,产生了许多生化物质,它是反映成骨细胞活性和骨转换的生物标志物。老年人和某些骨骼系统疾病,由于骨流失增加,骨的形成减少,导致骨质疏松。骨转换生物标志物的检测,有助于骨质疏松和骨骼系统疾病的诊断及疗效监测。

一、骨钙素

骨钙素(OC),又称骨 γ- 羧基谷氨酸蛋白(BGP),是一种由骨骼中成骨细胞产生的特异性骨基质蛋白,由 49 个氨基酸组成,其合成受到维生素 D 的调节。成熟的骨钙素大部分沉积在骨基质中,小部分(10%~30%)会释放进入血液循环,由肾脏清除。完整的骨钙素(氨基酸 1~49)在外周血中不很稳定,羧基端 43 和 44 之间的氨基酸链易被蛋白酶水解,裂解后的大片段(氨基酸 1~43)称为氨基端中分子片段(N-MID)骨钙素,N-MID 骨钙素比较稳定,能较好地反映骨转换的情况。骨钙素水平随年龄的变化和骨更新率的变化而不同。骨更新率越快,骨钙素值越高,在调节骨代谢中起重要作用,对骨质疏松症、骨代谢疾病的诊断、疗效监测有很好的价值。

【参考区间】

电化学发光法:N-MID 骨钙素　男性 14~46μg/L

女性 11~43μg/L(绝经前)

15~46μg/L(绝经后)

【异常结果解读】

(1)骨钙素升高:见于儿童生长发育期、高转换率的骨质疏松症、甲状腺功能亢进、甲状旁腺功能亢进、肾功能不全、Paget 病等。

(2)骨钙素降低:见于甲状旁腺功能减退、甲状腺功能减退、使用糖皮质激素等。

二、骨性碱性磷酸酶

骨性碱性磷酸酶(B-ALP)是组织特异性碱性磷酸酶,由成骨细胞合成分泌,其含量约占循环血液中总碱性磷酸酶的 50%,是临床上评价成骨细胞活性增强的良好指标。

【参考区间】

免疫化学法:

男性 15.0~41.5U/L(24.9U/L ± 7.0U/L)

女性 11.6~30.6U/L(19.7U/L ± 5.6U/L)

【异常结果解读】

骨性碱性磷酸酶升高:见于骨质疏松症、恶性肿瘤骨转移、儿童佝偻病、肾功能不全、Paget 病等。

三、Ⅰ型前胶原 N- 端前肽 /C- 端前肽

Ⅰ型胶原是骨基质的重要组成成分,主要由成骨细胞合成。Ⅰ型胶原合成过程中首先合成的是前胶原(类似于原材料),然后在蛋白酶的作用下,将两端附加的肽链(延长肽)切割下来,形成成熟的Ⅰ型胶原。切割下来的附加肽链在氨基(N)端的叫Ⅰ型前胶原 N- 端前肽(PINP),也称Ⅰ型胶原氨基端延长肽。C- 端的叫Ⅰ型前胶原 C-端前肽(PICP),也称Ⅰ型胶原羧基端延长肽。它们大部分进入血液循环,可被检测到。当造骨细胞活性增强,前胶原合成增多时,上述两种切割下来的前肽也会增多,可反映成骨细胞活性,是骨形成的标志物。

【参考区间】

　　PINP,化学发光法:男性 9.1~76.2μg/L

　　　　　　　　　　女性 15.1~58.6 μg/L

　　PICP,放射免疫法:男性 38~202μg/L

　　　　　　　　　　女性 50~170μg/L

　　PICP,ELISA 法:男性 76~163μg/L

　　　　　　　　　　女性 69~147μg/L

【异常结果解读】

　　Ⅰ型前胶原 N-端前肽升高:见于儿童生长发育期,妊娠最后 3 个月,骨肿瘤,畸形性骨炎,肺纤维化等,也是评估骨质疏松症患者疗效的指标。

四、抗酒石酸酸性磷酸酶

　　抗酒石酸酸性磷酸酶(TRACP)是酸性磷酸酶的同工酶之一,由于它具有抵抗酒石酸的抑制作用,故得此名称。TRACP 在破骨细胞进行骨吸收的过程中起着重要作用,当破骨细胞活性增强时,释放 TRACP 的量增加,检测血 TRACP 水平,可反映破骨细胞的活性和骨流失的状况。

【参考区间】

　　ELISA 法:男性 61~301μg/L

　　　　　　　女性 41~288μg/L(绝经前)

　　　　　　　　　　129~348μg/L(绝经后)

【异常结果解读】

　　抗酒石酸酸性磷酸酶升高:见于原发性甲状旁腺功能亢进症、活动性骨质疏松症、恶性肿瘤骨转移等。绝经后妇女 TRACP 水平随年龄而增加。

　　降低见于:甲状旁腺功能减退、甲状腺功能减退。

五、β-Ⅰ型胶原羧基端肽

　　在骨代谢的过程中,骨基质既有合成也有分解。Ⅰ型胶原分解时,分裂成很多碎片释放进入血液并从尿中排出。产生于Ⅰ型胶原羧基C-端肽链的片段称为CTx,而产生于氨基N-端的肽链片段称为NTx。现在临床上检测的主要是Ⅰ型胶原片段β-异构化的C-端肽(β-CTX),又称为β-胶原特殊序列,其升高反映了破骨细胞的活性增强,骨质流失增加,是目前国内外公认的代表骨吸收的重要标志物。

【参考区间】

电化学发光法:血清β-CTX

男性 0.3~0.584ng/mL(30~50岁)

0.3~0.704ng/mL(50~70岁)

0.4~0.854ng/mL(>70岁)

女性 0.3~0.573ng/mL(绝经前)

0.556~1.008ng/mL(绝经后)

【异常结果解读】

(1)β-Ⅰ型胶原羧基端肽升高:见于骨质疏松症、原发性甲状旁腺功能亢进症、甲状腺功能亢进、多发性骨髓瘤、Paget病等。β-CTX升高结合骨密度检测,是评估骨折风险的首选指标。

(2)β-Ⅰ型胶原羧基端肽降低:见于应用双膦酸盐类骨吸收抑制剂等药物3个月后,β-CTX水平明显下降。因此,检测血清β-CTX水平是监测和评估疗效的良好指标。

六、尿吡啶啉和尿脱氧吡啶啉

骨吸收时,Ⅰ型胶原降解成很多小片段,其中有两个特殊片段,即吡啶啉(PYD)和脱氧吡啶啉(DPD),两者结构稳定,进入血液循环后,直接经肾脏清除,从尿中排出,其测定不受饮食的影响,因此是反映骨降解特异性好、灵敏性高的指标。该指标在绝经初期由于雌激素水平骤然下降,尿中吡啶啉明显升高,绝经后期,由于机体对低雌激素水平已经适应,尿中吡啶啉有所回升。DPD是骨流失及骨质疏松症的早期指标,甚至早于骨密度检测,是反映骨代谢改变很有价值的指标。

【参考区间】

ELISA：尿 PYD/Cr

男性（21.2±6.5）nmol/mmol·Cr

女性（21.8±7.3）nmol/mmol·Cr（绝经前）

　　　（27.7±6.9）nmol/mmol·Cr（绝经后）

尿 DPD/Cr

男性（4.0±1.2）nmol/mmol·Cr

女性（4.9±2.4）nmol/mmol·Cr（绝经前）

　　　（6.3±2.6）nmol/mmol·Cr（绝经后）

【异常结果解读】

（1）尿 PYD 和尿 DPD 升高：见于原发性骨质疏松症、原发性甲状旁腺功能亢进症、甲状腺功能亢进、Paget 病、癌症骨转移等。绝经初期妇女的尿吡啶啉显著升高。尿吡啶啉升高结合骨密度检测，是评估骨折风险的重要指标。

（2）尿 PYD 和尿 DPD 降低：见于用双膦酸盐类骨吸收抑制的药物治疗有效，是监测和评估疗效的良好指标。

七、维生素 D

维生素 D 是一种脂溶性维生素，其主要功能是促进小肠黏膜细胞对钙和磷的吸收，有利于新骨生成和钙化。此外，维生素 D 还有促进细胞生长，调节免疫功能，增强肌肉质量，维持血液中钙、磷平衡等作用。

【参考区间】

血清 25- 羟维生素 D［25-(OH)-D］：30~100ng/mL（75~250nmol/L）

【异常结果解读】

血清 25- 羟维生素 D 在 20~30ng/mL（50~75nmol/L）时为维生素 D 不足，<20ng/mL（50nmol/L）为维生素 D 缺乏。中、老年人缺少维生素 D 时，可发生骨质疏松症、骨软化症等。有文献报道，我国 70%~90% 的 60 岁以上的老年人，25- 羟维生素 D 水平 <50nmol/L，因此，老年人应多晒太阳，必要时补充维生素 D。

儿童时期缺乏维生素 D 时,会出现生长缓慢,身材矮小,严重者发生佝偻病等。

八、骨代谢标志物与骨质疏松症综合解读

目前骨质疏松症已成为世界上最常见的多发病之一,据世界卫生组织(WHO)1996 年的报告,65 岁以上的老年人,65% 患有骨质疏松症,1998 年 WHO 将每年 10 月 20 日定为"世界骨质疏松日"。我国的情况也不乐观,据推测,全国有 9 000 万人患不同程度的骨质疏松症。因此对中老年人进行人体骨骼中矿物质含量的测定,是非常必要的,特别是 40 岁以上的中老年妇女,缺钙现象非常严重,稍不留神就会发生骨折,造成终身痛苦或残疾。随着改革开放的深入,人民生活水平不断提高,人们对医疗保健的要求也越来越高,所以对中老年人进行骨质疏松症普查,以便及时发现,及时治疗,对提高老年人的生活质量有重要意义。

(一) 骨质疏松症

骨质疏松是一种以骨量减少和骨组织的微细结构破坏,导致骨强度下降、骨脆性增加,容易发生骨折为特征的全身性疾病。骨质疏松症的发生随年龄增加而增加,是一种老年性疾病。它的发生与遗传因素、环境因素、生活习惯和雌激素水平有关。

(二) 骨质疏松发生骨折的机制

正常人的骨骼是很硬的,看上去似乎是不会改变的,实际上骨组织也在不断地新陈代谢,它不断地吸收旧骨,生成新骨,如此周而复始地循环。人到 30~35 岁时骨量达到骨峰值,并维持体内骨转换的相对稳定性。40 岁以后骨转换的趋势逐渐变缓,骨矿密度和含量逐渐降低,每年丢失速度约为 0.5%。随着骨矿含量的丢失,骨组织的微结构出现紊乱和破坏,当骨矿含量的丢失到一定程度,骨的结构无法维持正常形态,骨小梁变窄、变细、弯曲、错位,甚至断裂;有的骨质被吸收形成空隙和空洞;由于骨皮质变薄,脆性增加,骨骼的力学强

度下降,因此稍有外力作用或用力不当,就容易发生骨折。本章介绍的 β-CTX、N-MID、DPD、维生素 D 等项目结合骨密度检测对预测骨折有重要价值。

(三) 骨质疏松症易患人群

1. 绝经后女性和卵巢切除者易患骨质疏松症。主要是由于雌激素减少,使成骨细胞活性降低,破骨细胞活性增加,骨钙丢失加快。60 岁以上的老年人,女性的发病率为男性的 2 倍以上。

2. 老年人容易患骨质疏松症。因为老年人骨细胞生物衰老,性激素减少,肾功能减退,使钙从肾脏重吸收减少。

3. 缺少阳光照射者易患骨质疏松症。因为体内维生素 D 的来源 70% 以上是由皮肤通过日光照射形成的,而维生素 D 对钙的吸收又是极其重要的。长期坐办公室、打电脑、看电视、缺少阳光照射者,体内维生素 D 常缺乏。

4. 缺乏体育活动者易患骨质疏松症。运动可以使钙的吸收和利用增加,肌肉发达、骨骼强壮,骨密度提高,减少和延缓骨量丢失。

5. 酗酒会导致骨密度降低,专家建议,男性每天饮酒的酒精含量不超过 30g,女性不超过 15g 为宜。

6. 吸烟者易患骨质疏松症。因为吸烟者的骨量丢失率为正常人的 1.5~2 倍。

7. 人种和遗传因素。黄种人和白种人患骨质疏松症的危险性高于黑人。有骨质疏松症家族史者,体重低、身体瘦小者更易患骨质疏松症。

8. 高盐饮食也是骨质疏松症的高危因素。因为高盐饮食后,过多的钠从肾脏排出,同时也将钙排出,从而导致骨钙丢失。

9. 偏食者易患骨质疏松症。因为偏食易造成营养不平衡,导致钙、维生素 D、蛋白质等营养要素的缺乏,出现骨质疏松症。

10. 长期使用影响骨代谢的药物。如糖皮质激素(可的松、强的松等)会导致骨质疏松。

(四) 骨代谢标志物与骨质疏松症

骨代谢标志物分为：①骨形成标志物,包括骨钙素(BGP)、骨碱性磷酸酶(B-ALP)、Ⅰ型前胶原 N- 端前肽(PINP)、Ⅰ型前胶原 C- 端前肽(PICP);②骨吸收标志物,包括血浆抗酒石酸酸性磷酸酶(TRACP)、血清 β-CTX、尿 -CTX、尿吡啶啉(PYD)、尿脱氧吡啶啉(DPD)等。体检时不一定全部检测,可挑选几项组合即可。国内体检用得比较多的组合是,血清 N-MID、PINP、β-CTX 等。

正常情况下骨形成标志物和骨吸收标志物处于动态平衡状态。当发生骨质疏松时,破骨细胞活性增强,骨吸收标志物明显增高,骨流失加快,这时应尽快就医。治疗后,骨吸收标志物和骨形成标志物恢复正常,说明治疗有效。如果治疗骨质疏松时长期服用抑制骨吸收的双膦酸盐类药物,就要监测骨代谢标志物,了解骨代谢情况,调整药物剂量,不要过度抑制骨细胞的活性,导致骨强度降低。

由于骨密度的变化较为缓慢,至少要 1 年才能观察到骨的细微变化,而骨代谢生化标志物能在用药 3 个月后就出现显著变化,因此,对骨质疏松症疗效观察具有重要意义。同时骨代谢标志物与骨密度联合检测对骨质疏松症患者骨折风险预测也有很大价值。

第十二章
认知障碍特异性标志物检验

随着人口老龄化,认知功能障碍已成为老年人的常见病,其中阿尔茨海默病(AD)占 60%~80%。阿尔茨海默病是一种起病隐匿、进展缓慢的神经系统退行性疾病。临床上以失忆、失语、失认和人格行为改变等为特征。

阿尔茨海默病是继心脑血管病和癌症之后,又一个老年人健康的"杀手"。它的防治是一个世界性难题,其原因在于难以早期诊断。磁共振成像(MRI)、血液生化标志物和基因检测在 AD 的早期发现中有一定的价值。

一、β 淀粉样蛋白

β- 淀粉样蛋白(Aβ)分子量约 4kDa,是由淀粉样前体蛋白(APP)经 β- 分泌酶和 γ- 分泌酶的切割,生成含 40 个氨基酸的多肽(Aβ40)和含 42 个氨基酸的多肽(Aβ42),它们循环在脑脊液、脑间质液和血液中,Aβ 对神经系统的毒性作用在 AD 的发生、发展中起着重要作用,其中 Aβ42 对神经系统的毒性作用更强。Aβ 可以导致大脑淀粉样斑块形成和神经细胞的凋亡,使人的认知功能障碍,逐渐失去生活自理能力而死亡。

【参考区间】

酶联免疫法:血清 Aβ1-42 ≤ 110.0pg/mL

【异常结果解读】

血液中 Aβ1-42>110.0pg/mL,预示存在 AD 的风险。

在脑脊液中 β 淀粉样蛋白 Aβ1-42 水平是降低的,其原因是 Aβ 在脑组织内沉积形成老年斑块,使脑脊液中 Aβ 的含量相应减少。脑脊液中 Aβ 的降低程度反映 AD 的病理进程,并与淀粉样斑块的数量呈正相关。Aβ42/Aβ40 比值相较于 Aβ42 或 Aβ40 在预测 AD 时更有价值。

二、磷酸化 tau 蛋白

tau 蛋白为含磷酸基蛋白,是神经元细胞内微管相关蛋白中的一种,对维持神经元轴突的稳定具有重要作用。正常成熟的大脑中,tau 蛋白分子含 2~3 个磷酸基,若每分子 tau 蛋白含 5~9 个磷酸基,则丧失正常生物学功能,异常过度磷酸化的 tau 蛋白(P-tau)是神经炎症的生物标志物。P-tau 以配对螺旋结构形成神经元纤维缠结是 AD 的典型病理表现之一。tau 蛋白的异常在 AD 患者神经变性和记忆障碍的发生发展中起重要作用。P-tau 和总 tau 蛋白(T-tau)在阿尔茨海默病患者的脑脊液中普遍存在。脑脊液中 P-tau181(tau 蛋白在第 181 位苏氨酸位点磷酸化)已被列为 AD 的生物标志物之一,在血液中也有存在。

【参考区间】

酶联免疫法:血清 P-tau181 ≤ 30.0pg/mL

【异常结果解读】

血液中 P-tau181>30.0pg/mL,预示存在 AD 的风险。P-tau181 在 AD 的中后期升高更明显。

三、神经丝轻链蛋白

神经丝轻链蛋白(NfL)是一种神经元特异性的细胞骨架蛋白,在神经轴突受损时,NfL 释放进入脑间质和脑脊液(CSF),是神经元轴突损伤的敏感标志物,在认知功能减退的早期就可在脑脊液(cNfL)和外周血(bNfL)检测到。NfL 的升高与各种神经系统疾病和其他脑部病变相关,并与疾病的进展和严重程度密切相关。

【参考区间】

酶联免疫法:血清(11.5 ± 6.5)pg/mL

【异常结果解读】

NfL 升高:可见于阿尔茨海默病,敏感性较高,但特异性较差。

很多神经系统疾病如脊髓性肌萎缩症（SMA）、脑外伤、脑炎、多发性硬化症（MS）等也可升高。

四、载脂蛋白 E 基因与阿尔茨海默病和冠心病

ApoE 基因 ε4 突变型（ApoEε4）是迟发型老年痴呆病的风险基因，携带一个 ε4 等位基因者，患老年痴呆的风险比自然人群增加 3 倍，携带两个 ε4（ε4/ε4）等位基因者，得病风险增加到 10 倍。因此早期检测 ApoE 基因，将为预测和预防迟发型老年痴呆病提供帮助，详见第十九章。

第十三章
肿瘤标志物检验

肿瘤标志物是在恶性肿瘤的发生和增殖过程中,由肿瘤细胞本身产生,或是由机体对肿瘤细胞反应而产生和升高的,反映肿瘤存在和生长的一类物质,包括蛋白质、激素、酶(同工酶)、多胺及癌基因产物等,存在于患者的血液、体液、细胞或组织中,可用生物化学、免疫学及分子生物学等方法进行测定,对肿瘤的辅助诊断、鉴别诊断、观察疗效、监测复发和评估预后具有一定的价值。

一、蛋白类肿瘤标志物

(一) 甲胎蛋白

甲胎蛋白(AFP)是胎儿发育早期由肝脏和卵黄囊合成的一种糖蛋白,新生儿时期 AFP 很高,到 1 岁时降至 10~20μg/L,在成人血清中 AFP 的含量很低。当肝细胞发生恶性变时,AFP 含量明显升高,是临床上诊断原发性肝癌的重要指标。

【参考区间】

ELISA 法: <20μg/L

【异常结果解读】

(1)原发性肝细胞癌患者血清中 AFP 明显升高,阳性率为 67.8%~74.4%。约有 50% 的肝癌患者 AFP>300μg/L。但不是每个肝癌患者 AFP 都升高,大约有 30% 的肝癌患者 AFP 不升高,值得警惕。

(2)血清 AFP 联合肝脏 B 超可用于原发性肝癌高危人群的筛查。筛查以乙型肝炎病毒(HBV)和 / 或丙型肝炎病毒(HCV)感染者、长期酗酒者、食用被黄曲霉毒素污染的食物、各种原因引起的肝硬化、有肝癌家族史的人群为主,筛查年龄男性 ≥ 40 岁开始,一般宜每隔 6 个月检查一次。

筛查中如果血清 AFP 检测值 ≥ 400μg/L,而 B 超检查未发现肝脏有占位性病变者,应注意排除妊娠、活动性肝病和生殖系胚胎源性肿瘤等。如能排除,应及时进一步作 CT 或 MRI 等检查。如血清 AFP 升高但未达到 400μg/L,在排除上述可能引起 AFP 增高的情况后,应密切追踪 AFP 的动态变化,并将肝脏 B 超检查间隔时间缩短至 1~2 个月一次,需要时进行 CT 和 / 或 MRI 动态观察。

(3)病毒性肝炎、肝硬化患者 AFP 有不同程度升高,但其水平常<300μg/L。AFP 升高的原因,主要是由于受损伤的肝细胞再生而幼稚化,此时肝细胞便像胎儿期一样具有重新产生 AFP 的能力,随着受损肝细胞的修复,AFP 逐渐恢复正常。

(4)生殖腺胚胎性肿瘤患者的血清中 AFP 可见升高,如睾丸癌、畸胎瘤等。

(5)妇女妊娠 3 个月后,血清 AFP 开始升高,7~8 个月时达到高峰,一般在 400μg/L 以下,分娩后 3 周恢复正常。妇女在怀孕期间血清中的 AFP 异常升高,应考虑胎儿有神经管缺损畸形的可能性,要进一步检查。

附:AFP 异质体的意义

AFP 是一种糖蛋白,不同来源的 AFP 由于糖链结构上的差异,对刀豆素(Con A)或小扁豆凝集素(LCA)的结合能力也不相同,此种糖链结构不同的 AFP 称为 AFP 异质体,在电泳后可将其分为 3 个带,即 AFP-L1、AFP-L2、AFP-L3。AFP-L1 主要来自良性肝病;AFP-L2 主要存在于卵黄囊肿瘤和妊娠期妇女的血清中;AFP-L3 主要来源于肝癌细胞。研究显示,以 AFP-L3 比率 >10% 为阳性判断值,肝癌组阳性率为 74.7%,肝硬化组为 29.8%,慢性肝炎组为 18.8%。因此可用于肝癌和良性肝病的鉴别诊断。

(二)异常凝血酶原

凝血酶原是由肝细胞合成和分泌的凝血因子。在肝癌时,由于癌细胞对凝血酶原前体的合成发生异常,使凝血酶原前体羧化不足,从而生成大量无功能的异常凝血酶原(APT),也称为脱-r-羧基凝血酶原(DCP),它可作为肝癌辅助诊断的重要指标,与传统肝癌标志物 AFP 互为补充。由于凝血酶原合成必须有维生素 K 参与,因此维生素 K 缺乏时也会产生异常凝血酶原,又称维生素 K 缺乏或拮抗剂-II诱导蛋白(PIVKA-II)。

【参考区间】

化学发光法:<40mAU/mL

【异常结果解读】

(1)原发性肝癌:由于甲胎蛋白在肝癌的检出率约为 70%,某些甲胎蛋白不升高的肝癌,异常凝血酶原往往会升高,联合使用可明显提高检测的阳性率。

(2)见于各种原因引起的维生素 K 缺乏,如使用双香豆素类抗凝药、长期使用头孢菌素族抗生素、婴幼儿特发性维生素 K 缺乏症等。

(3)见于部分慢性肝炎、酒精性肝病、肝硬化患者等。

(三)癌胚抗原

癌胚抗原(CEA)是一种结构复杂的酸性糖蛋白,主要存在于成人癌组织和胎儿的胃肠管组织中。在结肠癌、肺癌、乳腺癌等肿瘤患者中可见升高,是一种较广谱的肿瘤标志物。

【参考区间】

化学发光法:<5.0μg/L

【异常结果解读】

(1)癌胚抗原升高:主要见于结肠癌、直肠癌、肺癌、乳腺癌、胰腺癌、胃癌、转移性肝癌等,其他恶性肿瘤也有不同程度的阳性率。

(2)癌胚抗原可用于恶性肿瘤疗效观察及预后判断。一般情况下,肿瘤治疗有效时血清 CEA 浓度下降,病情恶化时升高。

(3)结肠炎、结肠息肉、肠道憩室炎、肝硬化、肝炎和肺部疾病也有不同程度的升高,但阳性的百分率较低。

(4)吸烟者中约有 33% 的人 CEA>5μg/L。

(四) 前列腺特异性抗原和游离前列腺特异性抗原

前列腺特异性抗原(PSA)是一种由前列腺上皮细胞分泌的蛋白酶,正常人血清内含量极微。前列腺癌患者,由于正常腺管结构遭到破坏,PSA 可通过受损的腺管进入血液,使血液中的 PSA 含量升高。目前,PSA 测定已在临床上广泛用于前列腺癌的筛查和辅助诊断,但良性前列腺疾病如前列腺增生时 PSA 也可轻度升高,限制了 PSA 作为前列腺癌标志物的应用。

近年研究发现,血清总 PSA(tPSA)中有 80% 的 PSA 以各种结合形式存在,称为复合 PSA(cPSA); 20% 的 PSA 以未结合的形式存在,称为游离 PSA(fPSA)。若 tPSA、fPSA 升高,而 fPSA/tPSA 比值降低,则要考虑诊断前列腺癌可能,提高了诊断的特异性和正确性。

PSA 速率(PSAV)是在一定时间内(至少 2 年)连续观察(至少 3 次)血清 PSA 浓度的变化,计算 PSA 的平均年增长速率[μg/(L·a)](作者注:a 表示年)。前列腺癌的 PSA 增长速度显著高于前列腺增生,以此作为评估发生前列腺癌风险的一种指标。PSAV 计算公式是:PSAV= $[(PSA_2-PSA_1)+(PSA_3-PSA_2)]/2$。公式中 PSA_1 是第一次测量 PSA 浓度; PSA_2 是第二次测量 PSA 浓度; PSA_3 是第三次测量 PSA 浓度。

【参考区间】

化学发光法:总 PSA(tPSA)<4.0μg/L

游离 PSA(fPSA)<1.0μg/L

fPSA/tPSA 比值 >0.25

PSA 速率(PSAV)<0.75μg/(L·a)

【异常结果解读】

(1)前列腺癌患者可见血清 PSA 升高。以血清 tPSA>4.0μg/L 判断为阳性,则其阳性率为 50%~80%。tPSA 的血清浓度和阳性率随病程的进展而增高。前列腺癌手术后,tPSA 浓度可逐渐下降至测不出来,若手术后 tPSA 浓度不降或下降后再次升高,应考虑肿瘤转移或复发,因此 PSA 测定可作为监测前列腺癌病情变化和疗效的重要指标。

(2)PSA 可用于前列腺癌的个体化筛查,筛查以中、老年男性为主,筛查年龄可从 50 岁开始;前列腺癌高危人群,如有前列腺癌家族史的男性可从 45 岁开始。前列腺癌筛查应包括 PSA 检测和直肠指检。

(3)前列腺增生、前列腺炎、肾脏和泌尿生殖系统的疾病,也可见血清 tPSA 轻度升高(一般 <10.0μg/L),必须结合直肠指检、B 超检查等进行鉴别。

(4)单独使用 tPSA 或 fPSA 诊断前列腺癌时并不能排除前列腺增生对前列腺癌诊断的影响,特别是当 tPSA 在 4.0~10.0μg/L 的灰区时,应使用血清中 fPSA/tPSA 比值来判定。文献报道,fPSA/tPSA 比值 <0.1,前列腺癌的可能性为 56%;fPSA/tPSA 比值 >0.25,发生前列腺癌的可能性仅为 8%。

(5)血清 PSA 速率(PSAV)加快,以 ≥ 0.75μg/(L·a)的速度增长,在排除 PSA 检测的影响因素以后,宜做前列腺穿刺活检以明确诊断。此检测方法比较适用于 PSA 比较低的年轻患者。

(6)其他恶性肿瘤如肾癌、膀胱癌、肾上腺癌等,也有不同程度的阳性率。

(7)采集患者的血标本前,若进行导尿、肛门指检、前列腺按摩或膀胱镜检查等,可导致血清 PSA 升高,应注意避免。前列腺炎会使血液中 PSA 升高,测定应在前列腺炎消退后几周进行。射精也可使血液中 PSA 暂时升高,测定应在射精后 24 小时采血。某些治疗前列腺增生的雄激素拮抗类药物,可使血液中 PSA 水平下降,值得注意。

(五) 鳞状细胞癌抗原

鳞状细胞癌抗原(SCC 或 SCCA)是一种糖蛋白,它是从子宫颈鳞状细胞癌组织中分离出来的,属于肿瘤相关抗原 TA-4 的亚单位,存在于子宫颈、肺、头颈部等鳞状细胞的胞质内,是一种特异性较好的测定鳞状细胞癌的肿瘤标志物。

【参考区间】

ELISA 法: <3μg/L

【异常结果解读】

（1）SCC 是最早用于诊断鳞癌的肿瘤标志物，患有子宫颈癌、肺鳞癌、头颈部癌、鼻咽癌时，血清中 SCC 升高，其浓度随病情的加重而增高。子宫颈癌的阳性率较高，为 45%~83%；头颈部癌的阳性率为 34%~78%；肺鳞状细胞的癌阳性率为 39%~78%；食管癌为 30%~39%。临床上还用于监测这些肿瘤的疗效、复发和转移。

（2）肝炎、肝硬化、肺炎、结核、肾功能衰竭、银屑病、湿疹等，SCC 也有一定程度的升高。

（3）血液标本应避免汗液、唾液和其他体液的污染，否则会引起测定值的假性升高，导致错误的结论。

（六）细胞角蛋白 19 片段

细胞角蛋白是上皮细胞的结构蛋白质，遍及人类上皮细胞，目前已发现 20 种不同的细胞角蛋白。借助 2 种单克隆抗体 KS19.1 和 BM19.21，可检测到血液中细胞角蛋白 19（CK19）的一个可溶性片段，称为细胞角蛋白 19 片段（CYFRA 21-1），存在于肺癌、食管癌等上皮起源的肿瘤细胞中，肿瘤细胞含有丰富的细胞角蛋白 CK19 片段，是目前测定非小细胞肺癌（NSCLC）较灵敏的标志物。

【参考区间】

ELISA 法：<3.3μg/L

【异常结果解读】

（1）肺癌患者血清中 CYFRA21-1 含量明显升高，对非小细胞肺癌（NSCLC）的诊断、疗效监测和预后判断均有重要意义。CYFRA21-1 与神经元特异性烯醇化酶（NSE）组合测定可提高诊断肺癌的灵敏性。

（2）其他恶性肿瘤，如膀胱癌、食管癌、结肠癌、胰腺癌、前列腺癌、乳腺癌、卵巢癌和子宫颈癌等，血清 CYFRA21-1 含量也可见升高。

（3）某些良性疾病，如肝炎、胰腺炎、肺炎、前列腺增生、肾功能衰竭等也可有一定的升高，但很少超过 10μg/L。

(七) 人附睾蛋白4

人附睾蛋白4(HE4)是一种新的卵巢癌标志物,最初是在附睾上皮细胞中发现的,具有疑似胰蛋白酶抑制剂的特性,属于四 - 二硫键核心乳清酸蛋白家族,在卵巢癌患者的血清中检测到高水平的HE4,是一种与CA125互补的肿瘤标志物,当其与CA125联合使用时,灵敏性和特异性显著提高。

【参考区间】

电化学发光法: <140pmol/L

【异常结果解读】

(1)人附睾蛋白4(HE4)是检测卵巢癌敏感性较高的肿瘤标志物,国内外学者认为其敏感性和特异性均优于CA125,在早期的卵巢癌(Ⅰ期),HE4的敏感性可达49%,而CA125仅为8%,可用于卵巢癌的早期发现。多数卵巢癌HE4和CA125会同时升高,但也有些卵巢癌只出现一个肿瘤标志物的升高,两者联合使用,其敏感性为82.9%,特异性达94.5%。

(2)妇科良性和恶性疾病的鉴别诊断　CA125在许多妇科良性疾病,如子宫内膜异位症、盆腔结核、盆腔炎、卵巢囊肿等会有升高而出现假阳性,但HE4基本不升高。因此HE4能够更好地判断绝经前或绝经后盆腔肿块是良性还是恶性,起到鉴别诊断的作用。

(3)HE4对子宫内膜癌的敏感性优于CA125。

(4)HE4在肺癌、膀胱癌、移行细胞癌、胃肠癌、乳腺癌等也有一定程度的表达。

(5)HE4在一些正常组织中也有表达,包括呼吸道上皮细胞和生殖腺上皮细胞,因此在肺部炎症、妇科良性疾病时也可见升高。

(八) 血管内皮生长因子

血管内皮生长因子(VEGF)是一种具有高度生物活性的糖蛋白,能特异性地作用于血管内皮细胞促其分裂、增殖、迁移并诱导新生血管形成和血管通透性增加,在胚胎发育、女性生理周期、炎症和肿瘤的形成过程中起重要作用。

【参考区间】

　　酶联免疫吸附法：≤ 142.2pg/mL

【异常结果解读】

　　VEGF升高在新血管生成类疾病中都可见到。

　　(1)恶性肿瘤：恶性肿瘤之所以生长快速就是因为有丰富的血管和血液供应，而新血管的生成需要血管内皮生长因子的诱导，故各种恶性肿瘤患者的血液中大部分会有升高，因此VEGF可作为一种广谱肿瘤标志物。同时也是肿瘤治疗后的疗效判断和复发监测指标。

　　(2)某些炎症性疾病：如类风湿关节炎、红斑狼疮进展期、糖尿病视网膜病变、慢性阻塞性肺部疾病、骨髓增生性疾病可见增高，并随病情变化而变化。

　　(3)女性月经期、孕期、哺乳期、子宫内膜瘤等可见升高。

　　(4)创伤愈合期因有血管再生，故也可见升高。

(九) 组织多肽特异性抗原

　　组织多肽特异性抗原(TPS)是细胞角蛋白(CK)18片段上的M3抗原决定簇，可以被M3单克隆抗体所识别。TPS在细胞分裂周期的S/G2期合成并释放进入血液，因此血液中TPS含量的高低是衡量细胞分裂和增殖的一个特殊指标，肿瘤细胞分裂和增殖活跃，TPS升高。TPS含量与肿瘤细胞的生物活性相关，与肿瘤体积大小无关。

【参考范围】

　　ELISA法、化学发光法：血清 <80U/L

【异常结果解读】

　　(1)许多肿瘤都可见到血清TPS升高，如乳腺癌、卵巢癌、肺癌、肝癌、食管癌、鼻咽癌等。急性肝炎、肝硬化、肾功能不全也可见血清中TPS升高。

　　(2)与传统的肿瘤标志物不同，血清中TPS含量的高低与正在分裂、增殖的细胞数量有关。肿瘤化疗后，肿瘤细胞生长被抑制，TPS恢复正常，故TPS是疗效监测的良好指标，同时也是肿瘤复发与转移预测的良好指标。

(3)生长发育中的儿童、妊娠妇女可见 TPS 升高。

(十) 膀胱肿瘤抗原

膀胱肿瘤抗原(BTA),又称为补体因子 H 相关蛋白,是膀胱肿瘤细胞释放的蛋白水解酶破坏膀胱基底膜,基底膜碎片在膀胱内聚合成一种基底膜复合物即 BTA,随尿液排出。我们可通过单克隆抗体检测到尿液中的 BTA 存在。

【参考区间】

微孔板化学发光法:尿液 <88U/L

【异常结果解读】

尿液 BTA 的检测在膀胱癌的敏感性为 71%~83%,与尿脱落细胞学检查相比灵敏性较高,但特异性较低,为 63%~80%。检查结果受多种因素影响,泌尿系感染、结石、血尿、前列腺炎等也有一定的阳性率,需进一步通过膀胱镜检查来确诊。

(十一) 尿核基质蛋白 22

尿核基质蛋白 22(NMP22)属于细胞核基质蛋白的一种,是细胞核网状结构的一个组成部分,与 DNA 的复制、转录、RNA 合成有关,是细胞增殖活跃的指标。由于膀胱癌中 NMP22 在细胞凋亡中以可溶性复合物片段形式随尿排出,可通过单克隆抗体予以识别,成为尿液中膀胱癌的标志物。

【参考区间】

ELISA 法:尿液 <10U/mL

【异常结果解读】

尿核基质蛋白 22 是一种新的尿路上皮癌特异性肿瘤标志物。阳性见于:①尿路上皮细胞癌,如膀胱癌检测的敏感性为 69.6%,特异性为 84.9%;②膀胱炎、前列腺炎、尿路结石和前列腺癌患者中,也有一定的阳性率,要进一步做尿脱落细胞学和膀胱镜检查来确诊。

(十二) β_2- 微球蛋白

见第三章。

二、糖链抗原类肿瘤标志物

糖链抗原是利用杂交瘤技术研制出的单克隆抗体来识别肿瘤特异性大分子糖蛋白类抗原。糖链抗原可分为两大类,即高分子黏蛋白类,如 CA125、CA15-3、CA549 等;血型类抗原类,如 CA19-9、CA50、CA72-4 等。糖链抗原即 CA 系列肿瘤标志物,在有些书上称糖蛋白抗原、糖类抗原、癌抗原等,实际上多是同一类物质。

(一) 糖链抗原 125

糖链抗原 125(CA125)是很重要的卵巢癌相关抗原,1981 年 Bast 等用卵巢囊腺癌细胞系作抗原制成的单克隆抗体 OC125 时发现。CA125 是一种大分子多聚糖蛋白,存在于上皮性卵巢癌组织和患者的血清中,主要用于辅助诊断恶性浆液性卵巢癌、上皮性卵巢癌,同时也是卵巢癌手术和化疗后疗效观察的指标。

【参考区间】

化学发光法:血清 <35U/mL

【异常结果解读】

(1)卵巢癌患者血清中 CA125 水平明显升高,但早期阳性率较低 <60%,Ⅲ期卵巢癌为 68%,Ⅳ期卵巢癌为 68%~100%。手术和化疗有效者,CA125 水平很快下降,若有复发,CA125 升高可先于临床症状出现之前。因此是观察疗效、判断有无复发的良好指标。

(2)其他非卵巢恶性肿瘤也有一定的阳性率,如乳腺癌 40%、肺癌 41.4%、胰腺癌 50%、胃癌 47%、结肠直肠癌 34.2%、其他妇科肿瘤 43%。

(3)非恶性肿瘤,如子宫内膜异位症、慢性盆腔炎、卵巢囊肿、胰腺炎、肝炎、肝硬化等疾病也有不同程度升高,诊断时应注意鉴别。

(4)月经期、妊娠早期可有 CA125 升高,故应避免在这段时间内检测。

(二) 糖链抗原 15-3

糖链抗原 15-3(CA15-3)是一种乳腺癌相关抗原,属糖蛋白,是

1984 年用一对单克隆抗体 115-D8 和 DF-3 进行双抗体夹心法发现的,对乳腺癌的诊断和术后随访监测有一定的价值。

【参考区间】

化学发光法:<28U/mL

【异常结果解读】

(1)乳腺癌患者常有 CA15-3 升高,但在乳腺癌的早期阳性率较低,晚期乳腺癌、转移性乳腺癌阳性率较高,可达 80%,是手术后随访、监测复发、转移的指标。CA15-3 和 CEA 联合检测,可提高乳腺癌检出的灵敏性。

(2)其他恶性肿瘤,如肺癌、肾癌、结肠癌、胰腺癌、卵巢癌、子宫颈癌、肝癌等,也有不同程度的阳性率。

(3)肝脏、胃肠道、肺、乳腺、卵巢等良性疾病,也有不同比例的升高,但阳性率较低。

(4)CA15-3 对蛋白酶和神经酰胺酶很敏感,因此血清标本应避免微生物的污染,以免影响测定结果。

(三) 糖链抗原 19-9

糖链抗原 19-9(CA19-9),又称胃肠癌相关抗原,是用结肠癌细胞株 SW1116 细胞表面分离出来的单唾液酸神经节糖苷脂作抗原,制成相应的单克隆抗体 1116-NS-19-9,用此单克隆抗体识别的肿瘤相关抗原即 CA19-9。在正常人的分泌物如唾液、精液、乳汁、消化液中也有存在。

【参考区间】

化学发光法:<37U/mL

【异常结果解读】

(1)血清 CA19-9 可作为胰腺、胆道等恶性肿瘤的辅助诊断指标,胰腺癌、胆囊癌、胆管壶腹癌时,血清 CA19-9 水平明显升高,但特异性尚不够强。CA19-9 对监测病情变化和复发有较大价值。

(2)胃癌阳性率约为 50%,结直肠癌阳性率约为 59%,肝癌的阳性率约为 51%。

(3)肝炎、胰腺炎、胆囊炎、胆管炎、肝硬化、甲状腺等疾病,

CA19-9 也有不同程度的升高,注意与恶性肿瘤的鉴别。

(四) 糖链抗原 50

糖链抗原 50(CA50)是一种以唾液酸酯和唾液酸糖蛋白为主的糖脂抗原,当细胞恶变时,胚胎期的糖基转化酶被激活,造成细胞表面糖基结构改变,抗原性质也发生改变,可用 Colo205 细胞株制成的单克隆抗体 C-50 来进行识别。CA50 与 CA19-9 有一定的交叉抗原性。

【参考区间】

放射免疫法:<24U/mL

【异常结果解读】

(1)胰腺癌、结肠癌、直肠癌、胃癌等胃肠道恶性肿瘤,可见血清 CA50 升高,特别是胰腺癌患者升高明显。

(2)肝癌、肺癌、宫颈癌、卵巢癌、肾癌、乳腺癌等也可见 CA50 升高。

(3)溃疡性结肠炎、肝硬化、胆管炎、自身免疫性疾病等也有 CA50 升高现象。

(五) 糖链抗原 72-4

糖链抗原 72-4(CA72-4)是被两种单克隆抗体(CC49 和 B72.3)所定义的肿瘤相关糖蛋白(TAG-72),第一种单克隆抗体 CC49 是抗高纯度的 TAG72 抗体,第二种单克隆抗体 B72.3 是抗人转移乳腺癌细胞膜的抗体。CA72-4 是胃肠道肿瘤的标志物。

【参考区间】

电化学发光法:<6.9U/mL

【异常结果解读】

(1)CA72-4 对胃癌的灵敏性为 28%~80%,通常为 40%~46%,也是监测胃癌手术疗效和复发的有用肿瘤标志物。

(2)卵巢癌、结肠癌、胰腺癌、乳腺癌和非小细胞性肺癌,CA72-4 含量也可见升高。

(3)某些良性疾病,如肝硬化、胰腺炎、卵巢囊肿、风湿病、胃肠道疾病等也可有一定的升高。

(六) 糖链抗原242

糖链抗原242 (CA242) 是一种唾液酸化的鞘糖脂类抗原,能被结肠癌细胞株经杂交瘤技术得到的单克隆抗体之一的 C-242 所识别,其抗原决定簇尚未完全阐明,但一般认为它与 CA19-9、CA50 等糖链抗原的表型有关,但又不完全相同。

【参考区间】

ELISA 法: <20U/mL

【异常结果解读】

(1) CA242 升高与胰腺癌、结肠癌、胆管癌、胃癌等胃肠道恶性肿瘤相关。

(2) 胃肠道良性疾病,如慢性结肠炎、慢性胰腺炎、胆囊炎及胆结石患者亦可有血清 CA242 水平升高,但阳性率较低。

三、酶类肿瘤标志物

(一) 神经元特异性烯醇化酶

神经元特异性烯醇化酶 (NSE) 是烯醇化酶的一种同工酶,烯醇化酶同工酶根据 α、β、γ 三个亚基的不同,可分为 αα、ββ、γγ、αβ 和 αγ 五种二聚体同工酶。γγ 亚基组成的同工酶为神经元和神经内分泌细胞特有,故命名为神经元特异性烯醇化酶,此酶在正常人脑组织中含量最高,起源于神经内分泌细胞的肿瘤组织也有异常表达,研究发现,小细胞肺癌 (SCLC) 也是一种能分泌 NSE 的神经内分泌肿瘤。NSE 是一种酸性蛋白酶,参与糖酵解,而癌肿组织糖酵解作用加强,细胞增殖周期加快,细胞内的 NSE 释放进入血液增多,导致此酶在血清内的含量升高。

【参考区间】

ELISA 法: <15μg/L

【异常结果解读】

(1) 小细胞肺癌 (SCLC) 患者的 NSE 水平明显高于肺腺癌、肺鳞癌、大细胞肺癌等非小细胞肺癌。NSE 可用于肺癌的鉴别诊断,监测小细胞肺癌的疗效。治疗有效时,NSE 的浓度逐渐降低至正常水平,复发时血清 NSE 升高。

(2)神经母细胞瘤患者的 NSE 水平异常升高,而 Wilms 瘤升高较少,因此测定 NSE 的水平可用于上述疾病的诊断和鉴别诊断。

(3)神经内分泌细胞肿瘤,如嗜铬细胞瘤、胰岛细胞瘤、甲状腺髓样癌、黑色素瘤等患者的血清中 NSE 也可升高。转移性精原细胞瘤 NSE 显著升高。

(4)NSE 也存在于正常红细胞和血小板中,标本溶血会影响测定结果,因此采血时要特别注意避免溶血。

(二)胃泌素释放肽前体

胃泌素释放肽前体(ProGRP)是胃泌素释放肽(GRP)相对稳定的前体,是近年来发现的一种新的小细胞肺癌(SCLC)肿瘤标志物。研究认为,小细胞肺癌具有神经内分泌特征,癌细胞能释放胃泌素释放肽,并且可刺激小细胞肺癌细胞的生长。但由于其在血清中不稳定,易被降解,半衰期约 2 分钟,很难测定其在血液中的浓度。而 ProGRP 位于胃泌素释放肽的前端,由 27 个氨基酸组成,在血液中较为稳定。已知 ProGRP 有三种分子结构,但其羧基末端有一个共同序列区即胃泌素释放肽前体片段 31~98(ProGRP-31~98),在血液中稳定表达,是测定小细胞肺癌的良好标志物。

【参考区间】

化学发光法:<46ng/L

【异常结果解读】

(1)国内外的研究表明,ProGRP 在小细胞肺癌检测的敏感性、特异性和可靠性方面均优于 NSE。ProGRP、NSE 在小细胞肺癌的阳性率分别是 73% 和 64%,ProGRP 和 NSE 联合应用时阳性率可达 88%,提高了小细胞肺癌早期发现的可能性。而且对化疗反应、疗效评价、病情监测和肿瘤复发都可提供有价值的信息。

(2)肾功能不全患者血清 ProGRP 可明显升高,注意鉴别。

(3)ProGRP 的稳定性与其他临床常用的肿瘤标志物如 CEA、

CA125 等相比,稳定性相对较差。因此,标本要及时测定或冰冻保存,避免导致错误的结果。

(三) 前列腺酸性磷酸酶

前列腺酸性磷酸酶(PAP)是前列腺分泌的一种酶,属糖蛋白,在酸性环境中活性最强,能水解有机磷酸酯。1936 年,Gutmann 首次在前列腺癌骨转移的患者中发现有酸性磷酸酶活性升高。PAP 和 PSA 一样是诊断前列腺癌,监测前列腺癌疗效和前列腺癌术后是否复发转移的辅助指标。

【参考区间】

ELISA 法:<4U/L

【异常结果解读】

(1)前列腺癌时可见血清 PAP 浓度升高,特别是在前列腺癌第 3、4 期时。PAP 测定诊断前列腺癌的特异性比 PSA 高,可达 96%,但敏感性较 PSA 低,约为 57%。因此,为提高前列腺癌诊断的阳性率,两者可联合检测。

(2)前列腺增生、前列腺炎和泌尿生殖系统疾病,也可见到 PAP 升高。

(3)某些肾脏疾病和前列腺检查可导致血清 PAP 升高,在判断测定结果时要予以考虑。

(四) α-L- 岩藻糖苷酶

α-L- 岩藻糖苷酶(AFU)是一种溶酶体酸性水解酶,广泛分布于人体各种细胞的溶酶体内,以及血液和体液中,参与体内糖蛋白、糖脂和寡糖的代谢。以往主要用于遗传性 AFU 缺乏引起的岩藻糖贮积病的诊断。Deugnier 等(1984)首先发现原发性肝癌患者血清中的 AFU 活性升高。多年来的研究表明,血清 AFU 测定有助于原发性肝癌的辅助诊断、疗效观察、术后随访。

【参考区间】

速率法:<40U/L

【异常结果解读】

（1）原发性肝癌患者血清中的 AFU 活性明显升高，AFP 阴性的肝癌患者中 AFU 也可见升高，特别是小肝癌患者，AFU 的阳性率显著高于 AFP，说明 AFU 的活性与 AFP 的浓度无相关性。因此，两者组合检测有较好的互补作用，可提高原发性肝癌的诊断阳性率。

（2）其他恶性肿瘤，如肺癌、结肠癌、乳腺癌等也有部分病例 AFU升高。

（3）慢性肝炎、肝硬化患者中部分病例 AFU 升高，病情好转，AFU 下降，动态监测有助于与肝癌的鉴别。

（4）妊娠期间，AFU 升高，分娩后迅速下降。

四、激素类肿瘤标志物

（一）人绒毛膜促性腺激素

人绒毛膜促性腺激素（hCG）是胎盘滋养层细胞分泌的一种糖蛋白类激素，有 α 和 β 两个亚单位，由于 β 亚基决定了激素的免疫学特异性，因此，大多数测定均检测 β 亚单位或总 hCG。hCG 是监测早孕的重要指标，正常妇女受孕后 9~13 天 hCG 即有明显升高，妊娠8~10 周达到高峰，然后下降，维持在较高水平，直至足月分娩，胎儿出生后 2 周降至正常水平。

【参考区间】

化学发光法：血清，男性 <5.0U/L

女性 <7.0U/L（绝经前）

<10.0U/L（绝经后）

【异常结果解读】

（1）女性葡萄胎、绒毛膜癌时，hCG 异常升高，可高达 100 万 U/L。睾丸母细胞瘤、精原细胞瘤 hCG 阳性；胚胎性肿瘤通常 AFP 和 hCG均升高。

（2）其他肿瘤 hCG 也可见升高，如胃肠道恶性肿瘤、肝癌、乳腺癌和肺癌等。

（3）良性疾病,如肝硬化可见 hCG 轻度异常。

（二）降钙素

降钙素(CT)是由甲状腺滤泡旁细胞(C 细胞)分泌的,由 32 个氨基酸组成的单链多肽。甲状腺髓样癌(C 细胞癌)会使降钙素升高,是诊断的重要标志物之一,也是观察疗效和复发一个标志物(详见第八章)。

五、病毒类肿瘤标志物

（一）人乳头瘤病毒

人乳头瘤病毒(HPV)是一种 DNA 病毒,呈球形,直径为 45~55nm,主要感染上皮细胞,人是唯一宿主。HPV 有 100 种以上的亚型,与宫颈癌发生相关的亚型,主要有 HPV16、18、31、33、35、39、45、51、52、56、58、59、66 和 68 型等,其中高危型以 HPV16 型和 18 型最重要,性接触感染是常见的传染途径。

【标本采集】

由妇科医师进行,在充分暴露子宫颈后,用棉签采集宫颈上皮细胞。

【参考范围】

PCR 法:阴性

【异常结果解读】

宫颈癌是目前已知的唯一一个证实由 IIPV 直接引起的癌症。99.7% 的宫颈癌患者体内可以检测到高危型 HPV,而 HPV 阴性者几乎不会发生宫颈癌。但要说明的是,并不是 HPV 感染阳性者都会得宫颈癌,她们只是一个高危人群,发生宫颈癌的可能性仅为 1% 左右。小于 30 岁的女性感染 HPV 后,由于免疫功能比较强,大部分会在 1~2 年内被自动清除。而大于 30 岁的女性,HPV 就不易被自动清除,如果感染持续超过 2 年,有可能发生宫颈上皮内瘤变(CIN),需每年复查 HPV 并做宫颈刮片,以了解宫颈是否有病变。从感染

HPV 到宫颈癌发病要经过很长时间,因此,定期复查是早期发现宫颈癌的最好办法。

(二) EB 病毒壳抗原 IgA、早期抗原 IgA 和 Rta 蛋白 IgG

EB 病毒(EBV)被列为可致癌的人类病毒之一,1963 年从非洲儿童恶性淋巴瘤(又称伯基特淋巴瘤)中发现。

EB 病毒属疱疹病毒科,是一种嗜淋巴细胞的 DNA 病毒,主要侵犯 B 淋巴细胞。EB 病毒有多种抗原成分:病毒衣壳抗原(VCA)、膜抗原(MA)、早期抗原(EA)、核抗原(NA),以及 Rta 蛋白、Zta 蛋白等,并能刺激机体产生相应的抗体。

EB 病毒壳抗原 IgA(VCA-IgA)、EB 病毒早期抗原 IgA(EA-IgA)和 Rta 蛋白 IgG(Rta-IgG)等抗体检测对鼻咽癌的辅助诊断有重要意义。

【参考区间】

酶联免疫法:EB 病毒衣壳抗原 IgA(VCA-IgA)阴性

EB 病毒早期抗原 IgA(EA-IgA)阴性

EB 病毒 Rta 蛋白 IgG(Rta-IgG)阴性

【异常结果解读】

(1)在鼻咽癌的辅助诊断中,VCA-IgA 阳性,有较高的灵敏性,但特异性较低;EA-IgA 阳性有较高特异性,但灵敏性较低;Rta-IgG 是 EB 病毒早期复制的指标,在鼻咽癌诊断中具有较高的准确性及特异性。VCA-IgA、EA-IgA 和 Rta 蛋白 IgG 三项抗体联合检测,可使鼻咽癌阳性率提高到 90%,比单项抗体阳性检出率高。经过治疗后病情好转,患者血清抗体滴度下降,复发时又升高,所以也是疗效和预后的判断指标。

(2)传染性单核细胞增多症、霍奇金淋巴瘤,也可见阳性。

(3)正常人的阳性率为 3%~4%。

六、肺癌相关七种自身抗体

人体细胞在受到物理、化学等致癌物质的刺激后会发生癌变,癌变细胞对机体来说是种新的特殊抗原,因此机体免疫系统会产生针对这些特殊肿瘤抗原的自身抗体,可以用免疫学方法来测定。研究发现,与肺癌相关的自身抗体主要有 p53、MAGE-A1、SOX2、GAGE7、PGP9.5、CAGE、GBU4-5 等七种。2019 版《肺癌筛查与管理中国专家共识》专门为此进行介绍。

1. p53(抑癌基因 53) p53 基因是功能最强大的一种抑癌基因。野生型 p53 对细胞周期的启动和凋亡起着关键性作用,p53 基因发生突变,则对细胞的增殖失去控制,导致细胞癌变。p53 基因与人类 50% 的肿瘤有关。抗 p53 抗体的检测有助于多种肿瘤的辅助诊断。

2. SOX2(干细胞转录因子) SOX2 的异常表达与小细胞肺癌的分期和增殖相关。

3. PGP9.5(蛋白基因产物 9.5) 它是一种表达在神经元组织中的泛素水解酶,研究发现,PGP9.5 在原发性非小细胞肺癌中有大量表达。

4. GBU4-5(RNA 解旋酶 4-5) 属于 ATP 结合 RNA 解旋酶,它在细胞癌变过程中发挥重要作用。当肺部受到炎症刺激时,正常细胞也会分泌一定量的 GBU4-5,使细胞处于快速生长的活跃状态。

5. GAGE7(G 抗原 7) 属于肿瘤 - 睾丸抗原,其自身抗体常在鳞状细胞肺癌中检出。

6. MAGE-A1(黑色素瘤抗原 A1) MAGE-A1 在非小细胞肺癌中表达较高,其他肿瘤也有表达。

7. CAGE(肿瘤相关基因) CAGE 只表达于恶性肿瘤和睾丸肿瘤,因此被称为肿瘤 / 睾丸抗原。它在非小细胞肺癌中表达增高。

【参考区间】

酶联免疫法结果见表 13-1。

表 13-1 酶联免疫法结果

自身抗体	p53	PGP9.5	SOX2	GAGE7	GBU4-5	MAGE-A1	CAGE
数值 /(U/mL)	13.1	11.1	10.3	14.4	7.0	11.9	7.2

注:具体参考值由各实验室而定,此参考区间仅供参考。

【结果解读】

由于 CT 在肺癌筛查中的广泛应用,许多人发现肺上有结节阴影,但很难辨别它是良性还是恶性。研究发现,肺癌相关七种自身抗体的检测,是帮助我们进行鉴别的方法之一,阳性提示肺癌风险高。但单一自身抗体检测阳性率较低,而七种自身抗体联合检测可提高其敏感性。

2019 版《肺癌筛查与管理中国专家共识》指出:"国内一项基于酶联免疫吸附试验方法检测 7 种肺癌自身抗体,其中纳入肺癌患者 818 例,结果显示肺癌组抗体浓度高于肺部良性疾病组,总体敏感性达 61%,特异性达 90%。另一组合 MAGE-A1、SOX2、p53、GAGE7、PGP9.5、CAGE、GBU4-5 指标在 Ⅰ 期和 Ⅱ 期肺癌患者中也有很高的敏感性(62% 和 59%)。"

七、肿瘤标志物综合解读和评价

现在体检中检测肿瘤标志物的人越来越多,但对肿瘤标志物的认识存在许多误区,下面就此加以评价和说明。

(一)血清肿瘤标志物检测阳性就一定是肿瘤吗?

回答是否定的。因为目前常用的血清肿瘤标志物既存在于肿瘤患者,也存在于某些正常人和非肿瘤患者的血液和体液中,在诊断恶性肿瘤时,其灵敏性和特异性尚不够高,故目前主要应用于肿瘤的辅助诊断和复发监测,不能单凭肿瘤标志超过参考区间(正常值)来进行筛查和诊断。

什么是参考区间?为什么不叫正常值了呢?参考区间是用统计学的方法,采用 95% 可信区间来制定的范围,也就是说在某一个项目检测中,有 95% 的健康人群在这个范围之内,还有 5% 的健康人群在参考区间之外,这 5% 的人并不一定是患者,而是个体差异。所以为了避免大家对正常值的误解,我们现在叫参考区间。如果自己的检验结果在参考区间之外,一定要结合临床做出解释,不要以为一定是阳性,造成心理负担。参考区间可受到年龄、性别、职业、生活习惯、饮食结构、活动状态、地理及气候条件、种族等的影响。因此，要正确理解参考区间的意义，避免不必要的紧张。

（二）血清肿瘤标志物检测阴性就一定不是肿瘤吗？

回答也是否定的。以甲胎蛋白（AFP）为例，它是目前公认的诊断原发性肝癌最有价值的肿瘤标志物，并且在原发性肝癌的早期发现和筛查方面有重大价值。但据上海东方肝胆外科医院统计，经病理证实为肝癌的患者 1 013 例，以 AFP>20μg/L 作为诊断原发性肝癌的标准，其阳性率为 68.8%，有 31.2% 的肝癌患者检测结果为阴性。为什么会出现假阴性呢？究其原因是有些类型的肝癌细胞不分泌 AFP。因此，单独用 AFP 来筛查和诊断原发性肝癌会出现假阴性而漏诊，为解决这一问题，临床上常常会将 AFP 联合 B 超来进行检查，并要求我们继续寻找提高肝癌诊断阳性率的其他肿瘤标志物。

（三）血清肿瘤标志物可以用于肿瘤的筛查吗？

目前国内比较一致的意见是，甲胎蛋白（AFP）和前列腺特异性抗原（PSA）可以用于高危人群筛查。但 AFP 用于筛查原发性肝癌时要结合肝脏超声检查。高危人群以乙型肝炎病毒（HBV）和/或丙型肝炎病毒（HCV）感染者、长期酗酒、食用被黄曲霉毒素污染的食物、各种原因引起的肝硬化，以及有肝癌家族史的人群为主，筛查年龄男性 ≥ 40 岁开始，一般宜每隔 6 个月检查一次。PSA 用于筛查前列腺癌时要结合直肠指检，高危人群以中、老年男性为主，筛查年龄可从 50 岁开始；如有前列腺癌家族史的男性，可从 45 岁开始，一般每年检查一次。

血清 CA125 不用于无症状妇女的卵巢癌筛查，但对于有特殊遗传基因或卵巢癌家族史的妇女，可用血清 CA125 结合阴道超声检查来早期发现卵巢癌。

其他血清肿瘤标志，由于特异性不够强，敏感性不够高，暂不适合于肿瘤的筛查。

（四）肿瘤标志物升高的原因和处理办法？

肿瘤标志物是指由肿瘤细胞产生的或机体对肿瘤细胞反应所产生的一类物质，有许多肿瘤标志物在胚胎期曾出现过，但出生后逐渐消失了，当患肿瘤时又重新出现并升高。除了肿瘤以外，其他疾病如慢性肝胆系统疾病、慢性肾病、胰腺疾病、肺部感染、结核、泌尿生殖系统疾病、胃肠道炎性疾病、组织增生、息肉、甲状腺疾病、皮肤病等，甚至少数正常人也可能出现肿瘤标志升高的现象。因此有些专家不同意"肿瘤标志物"这个名词，怕它误导我们的临床思维，而引起不必要的恐慌。

还有一些情况，如女性月经期和妊娠早期 CA125 可增高；妊娠期 AFP 明显升高；不良嗜好如抽烟者 CEA 可有升高等。其他还有实验室分析前、分析中、分析后的因素也会影响肿瘤标志的检测结果，这里就不一一列出。

一旦检查中发现肿瘤标志物超过参考值区间时，最好先复查，如果持续升高，在排除其他升高的各种原因后，就要高度怀疑是否有肿瘤。要到专科医院或找专科医生进行咨询，找出肿瘤标志物升高的原因，可以做 X 线、CT、钼靶、B 超、PET-CT、胃镜、肠镜等检查，只有查到了肿瘤才能说患有肿瘤，对肿瘤组织进行活检后才能说是恶性肿瘤还是良性肿瘤。假如是癌症患者手术后发现肿瘤标志物持续增高，就要考虑手术切除不彻底，有残余肿瘤组织存在或肿瘤已发生转移等可能性。

（五）不同医院检测肿瘤标志物的参考区间不一样，结果不一致，为什么？

不同医院检测肿瘤标志的参考区间不一样，结果不一致的原因是，因为肿瘤标志检测的方法很多，包括放射免疫测定法、酶联免疫测定法、化学发光免疫测定法、电化学发光免疫测定法、蛋白芯片法等。采用的检测方法不同，试剂不同，结果会有差异，参考区间也不一样。另外一个原因是，缺乏国际标准品来衡量和统一产品的质量和结果。目前国际标准品仅有 AFP、CEA、PSA 和 hCG 四种，而 CA

系列的肿瘤标志物还没有国际标准品,因此不同医院的检测结果差异会较大,从国家卫生健康委临床检验中心发布的全国肿瘤标志物室间质量评价表中也可看到这种情况。因此,在肿瘤标志物复查、判断疗效或复发监测时应使用同一种方法、同一个检测系统进行,以保证检测结果的可比性。还需要指出的是,本文中列出的参考范围仅供参考,具体参考值各实验室会在报告单上标明。

(六) 常用肿瘤标志物的联合应用

肿瘤标志物检测的目的是想要达到肿瘤的早期发现,但目前还比较困难。有些专家提出用多种肿瘤标志物联合检测来提高肿瘤检出的阳性率和敏感性,如肝细胞癌可用 AFP 和 APT、AFU、γGT 联合检测;胰腺癌的辅助诊断可用 CA19-9 和 CEA 联合检测,以便提高检出的灵敏性。常用肿瘤标志物的联合使用,见表 13-2。

表 13-2　常用肿瘤标志物联合检测的临床应用

肿瘤	首选标志物	补充标志物
小细胞肺癌	NSE、ProGRP	
非小细胞肺癌	CYFRA21-1、CEA	SCC
肝癌	AFP	APT、AFU、γGT
前列腺癌	PSA	PAP
结肠直肠癌	CEA	CA19-9
胰腺癌	CA19-9	CEA、CA242
胃癌	CA72-4	CEA
卵巢癌	CA125	HE4
乳腺癌	CA15-3、CEA	
睾丸肿瘤	AFP、hCG	
宫颈癌	SCC	CA125
鼻咽癌	VCA-IgA、EA-IgA	Rta-IgG
多发性骨髓瘤	β_2-M、本周蛋白	

　　总之,肿瘤的筛查方法是综合性的,要联合使用 X 线、CT、钼靶、B 超、胃镜、肠镜、细胞学检验和专科医生检查等各种手段,绝不能单纯依靠肿瘤标志物检测来达到肿瘤的早期发现和诊断的目的。

第十四章
病毒性肝炎血清标志物检验

病毒性肝炎是由肝炎病毒引起的一组以肝脏损害为主的传染性疾病。目前已明确的肝炎病毒有 5 种,即甲型肝炎病毒(HAV)、乙型肝炎病毒(HBV)、丙型肝炎病毒(HCV)、丁型肝炎病毒(HDV)、戊型肝炎病毒(HEV)。除 HBV 为双链 DNA 病毒外,其余均为单链 RNA 病毒。各型病毒性肝炎的临床症状相似,以食欲减退、厌油、疲乏、肝脏肿大为主,部分患者出现黄疸。我国是病毒性肝炎的高发区,准确、快速地检测肝炎病毒的标志物,对于病毒性肝炎的防治具有重要意义。

病毒性肝炎血清标志物包括肝炎病毒本身、组成该病毒的成分和抗病毒抗体等。由于各种肝炎病毒的基因结构、抗原构造均不相同,刺激机体免疫系统产生的抗体各异,因此,各种肝炎病毒有其特异的血清标志物,包括肝炎病毒相关抗原、抗体和核酸等。临床上通过对各种肝炎病毒的血清标志物检测,能准确地进行病毒性肝炎的分型。

一、甲型肝炎病毒抗体

甲型肝炎病毒(HAV)为微小 RNA 病毒科,是甲型病毒性肝炎的病原体,主要通过粪 - 口途径传播。HAV 在肝细胞内进行复制,通过胆汁经肠道从粪便排出。HAV 可分 7 个基因型,我国分离的 HAV 均为 I 型,故只有一个抗原抗体系统。目前主要通过检测抗 HAV-IgM 和抗 HAV-IgG 对甲型肝炎进行诊断。

【参考区间】

ELISA 法:阴性

【异常结果解读】

HAV-IgM 型抗体在疾病早期即为阳性,3 个月后转阴,是诊断急性甲型病毒性肝炎的血清学标志。HAV-IgG 出现较 HAV-IgM 稍晚，是一种保护性抗体，几乎可终身存在，阳性则表示过去曾受过 HAV 感染，现在已经有免疫力了，可用于甲肝的流行病学调查。

二、乙型肝炎病毒标志

乙型肝炎病毒（HBV）为嗜肝 DNA 病毒，完整的 HBV 病毒颗粒直径为 42nm，又称 Dane 颗粒。HBV 为乙型病毒性肝炎的病原体，主要通过血液途径传播。人体感染 HBV 后会产生相应的免疫反应，形成三种不同的抗原抗体系统，即乙肝病毒表面抗原（HBsAg）、乙肝病毒表面抗体（抗 -HBs）、乙肝病毒 e 抗原（HBeAg）、乙肝病毒 e 抗体（抗 -HBe）、乙肝病毒核心抗原（HBcAg）、乙肝病毒核心抗体（抗 -HBc）。

（一）乙型肝炎病毒表面抗原

乙肝病毒表面抗原（HBsAg）为乙型肝炎病毒表面的一种糖蛋白，机体在感染乙型肝炎病毒后 1~2 个月在血液中出现，可维持数周、数月至数年，也可能长期存在。

【**参考区间**】

ELISA 法：阴性

【**异常结果解读**】

HBsAg 阳性常见于：①乙型肝炎潜伏期和急性期；②慢性迁延性肝炎、慢性活动性肝炎、肝硬化、肝癌；③慢性 HBsAg 携带者；④ HBsAg 也可从许多乙肝患者的体液和分泌物中测出，如唾液、精液、乳汁、阴道分泌物等，有传染性。

（二）乙型肝炎病毒表面抗体

乙型肝炎病毒表面抗体（抗 -HBs）是机体针对 HBsAg 产生的中和抗体，它是一种保护性抗体，表明机体具有一定的免疫力。抗 -HBs 一般在 HBsAg 转阴后出现，是乙肝恢复的开始，抗体可持续多年，其滴度与特异性保护作用相平行。

【参考区间】

ELISA 法：阴性

【结果解读】

抗 -HBs 阳性：①表示既往曾感染过 HBV，现已恢复，而且对 HBV 有一定的免疫力；②接种乙肝疫苗后出现抗 -HBs 单项阳性，表明接种成功，已产生免疫力；③被动性获得抗 -HBs 抗体，如接受高效免疫球蛋白或输血治疗的患者。

（三）乙型肝炎病毒 e 抗原

乙型肝炎病毒 e 抗原（HBeAg）位于 Dane 病毒颗粒的核心部分，为一种可溶性抗原，实际上是乙型肝炎病毒核心抗原（HBcAg）肽链的一部分，HBeAg 由感染的肝细胞分泌入血，在血液中可游离存在。HBeAg 是病毒复制的重要指标。

【参考区间】

ELISA 法：阴性

【异常结果解读】

HBeAg 阳性：①表明患有乙型病毒性肝炎，常在 HBsAg 阳性的血清中检出，属于大三阳，在这种血液中含有较多的乙肝病毒颗粒，是病毒复制活跃，传染性强的指标；② HBeAg 持续阳性的乙型肝炎，易转变为慢性肝炎；③ HBeAg 和 HBsAg 阳性的孕妇可将乙肝病毒垂直传播给新生儿，其感染的阳性率为 70%~90%，因此，出生后要及时进行相应的处理。

（四）乙型肝炎病毒 e 抗体

乙型肝炎病毒 e 抗体（抗 -HBe）是 HBeAg 的对应抗体，但它不是中和抗体，没有增强机体抵抗力的作用。抗 -HBe 出现于急性感染的恢复过程中，持续时间较长，抗 -HBe 和 HBeAg 一般不会同时阳性，抗 -HBe 出现，HBeAg 即消失。

【参考区间】

ELISA 法：阴性

【异常结果解读】

抗 -HBe 阳性：①多见于 HBeAg 转阴的患者，意味着 HBV 部分被清除或抑制，复制减少，传染性降低；②部分慢性乙型肝炎、肝硬化、肝癌患者可检出抗 -HBe。

（五）乙型肝炎病毒核心抗体

乙型肝炎病毒核心抗原（HBcAg）是乙型肝炎病毒颗粒（Dane 颗粒）的核心部分，主要存在于受感染的肝细胞核内，不游离于血液中，检测比较麻烦，因此临床上不作常规检查。

核心抗体（抗 -HBc）是乙肝病毒核心抗原的对应抗体，它不是保护性抗体，而是反映肝细胞受到乙肝病毒侵害的一种指标，主要包括 IgM 和 IgG，目前常用的测定方法是检测总的抗 -HBc，也可分别检测抗 HBc-IgM 和抗 HBc-IgG。

【参考区间】

ELISA 法：阴性

【异常结果解读】

（1）抗 HBc-IgM 阳性是诊断急性乙型肝炎和判断病毒复制活跃的指标，并提示患者血液有强传染性。抗 HBc-IgM 阳性还可见于慢性活动性肝炎。

（2）抗 HBc-IgG 高滴度，表明患有乙型肝炎，正在受到乙肝病毒感染。抗 HBc-IgG 低滴度则是既往感染过 HBV 的指标，具有流行病学意义。

（六）乙肝病毒五项血清标志物联合检测综合解读

乙型肝炎病毒主要通过血液传播。乙肝五项血清标志物包括：表面抗原（HBsAg）、表面抗体（抗 -HBs）、e 抗原（HBeAg）、e 抗体（抗 -HBe）、核心抗体（抗 -HBc），即所谓二对半，如果表面抗原阳性、e 抗原阳性和核心抗体阳性称为大三阳；如果表面抗原阳性、e 抗体阳性和核心抗体阳性称为小三阳。乙肝二对半联合检测的临床意义，见表 14-1。

表 14-1 乙肝病毒五项血清标志物联合检测的临床意义

常见模式	HBsAg	抗-HBs	HBeAg	抗-HBe	抗-HBc	临床意义
1	+	−	+	−	+	急性或慢性乙型肝炎,大三阳,高传染性
2	+	−	−	−	+	急、慢性乙肝或慢性乙肝携带者,有传染性
3	+	−	−	+	+	乙肝趋向恢复或慢性乙肝,小三阳,有传染性
4	−	+	−	−	+	急性乙肝康复期或有既往感染,目前有免疫力
5	−	−	−	+	+	乙肝恢复期,弱传染性
6	−	−	−	−	+	既往感染过乙肝,有流行病学意义
7	−	+	−	−	−	疫苗接种后或乙肝感染后康复
8	−	+	−	+	+	急性乙肝康复期,开始产生免疫力

(七)乙型肝炎病毒 DNA

乙型肝炎病毒为嗜肝 DNA 病毒,由 3 200 个核苷酸组成,完整的 HBV 病毒颗粒直径 42nm。血液中 HBV DNA 的存在是 HBV 感染最直接、最灵敏和最特异的检测指标。目前实验室常用聚合酶链反应(PCR)、荧光定量 PCR 等方法进行检测。

【参考区间】

荧光定量 PCR 法:阴性

【异常结果解读】

(1)HBV DNA 阳性是急性乙型肝炎病毒感染可靠的诊断指标。

(2)HBV DNA 定量,可用于抗病毒药物治疗乙肝的疗效评价,治疗有效者,HBV DNA 定量减少,如果没有明显变化,则说明治疗效果不佳。

（3）用于监测血制品的传染性和乙肝疫苗的安全性。

三、丙型肝炎病毒标志

丙型肝炎病毒属于黄病毒科，是一种直径 30~60nm 的 RNA 病毒，由核心和包膜两部分组成的球形颗粒，核心部分含有单股正链 RNA。丙型肝炎病毒主要通过血液传播，是引起输血后肝炎的病原体之一。

（一）丙型肝炎病毒抗体

丙型肝炎病毒（HCV）是丙型病毒性肝炎的病原体，主要通过血液传播。患者感染 HCV 后，会产生抗 HCV-IgM 和抗 HCV-IgG 抗体，这是一种非保护性抗体，是诊断 HCV 感染的重要依据。

【参考区间】

ELISA 法：阴性

【异常结果解读】

（1）抗 HCV-IgM 阳性常见于：①急性 HCV 感染，一般持续 1~3 个月；②慢性 HCV 感染活动期也见阳性。

（2）抗 HCV-IgG 阳性表明体内有 HCV 感染。高滴度的抗 HCV-IgG 提示病毒复制活跃，低滴度提示病毒处于静止状态。

（二）丙型肝炎病毒 RNA

丙型肝炎病毒是由核心和包膜两部分组成的球形颗粒，核心部分含有单股正链 RNA。丙型肝炎病毒 RNA（HCV RNA）定量测定，是 HCV 感染最直接，最灵敏和最特异的检测指标。实验室常用逆转录巢式 PCR 法、荧光定量 PCR 等方法进行检测。

【参考区间】

荧光定量 PCR 法：阴性

【异常结果解读】

（1）HCV RNA 检测阳性，提示 HCV 复制活跃，传染性强。

（2）HCV RNA 的定量检测，可连续观察到 HCV RNA 含量的动态变化,对判断病情、监测抗病毒药物的疗效和检测血制品的安全性有重要意义。

四、戊型肝炎病毒抗体

戊型肝炎病毒(HEV)属杯状病毒科,是一种 RNA 病毒,直径 27~34nm。HEV 主要通过粪 - 口途径传播,在肝细胞内进行复制,通过胆汁经肠道从粪便排出。病毒感染后,机体可产生抗 HEV-IgM 和抗 HEV-IgG 抗体,两者均可作为近期感染的标志物。

【参考区间】

ELISA 法:阴性

【异常结果解读】

急性戊型肝炎的临床症状与甲型肝炎相似,但黄疸和病情较严重,尤其是妊娠后期合并戊型肝炎者,容易发展为重型肝炎,死亡率高。急性期患者血清中可检出抗 HEV-IgM,恢复期患者血清中可检出抗 HEV-IgG。抗 HEV-IgM 持续 2~3 个月,抗 HEV-IgG 持续约 1 年,也可能几年。

五、病毒性肝炎血清标志物检测的选择和应用

目前已经明确的病毒性肝炎有 5 型,即甲、乙、丙、丁、戊型肝炎。甲型和戊型肝炎是黄疸性肝炎,起病急,经粪 - 口途径传播,食物和水源污染可引起局部流行,不属于体检项目。

乙型和丙型肝炎是经血液传播的肝炎,大多起病比较缓慢,黄疸少见,有些患者可转变为慢性肝炎、肝硬化,同时也是肝癌的高危人群。因此,没有做过乙肝二对半或乙肝表面抗原(HBsAg)的人,可以考虑做一次这方面的检测。如果乙肝二对半全部阴性,可根据需要,考虑是否打乙肝预防针;如果表面抗体(抗 HBs)阳性,说明接种乙肝疫苗成功,已产生免疫力,或曾感染过 HBV,现已恢复,对 HBV 有抵抗力;如果是乙肝表面抗原携带者,平时要注意劳逸结合,定期体检,不要主动去献血,因为这个血输给别人会使之发生输血后肝炎。

　　我们国家2010年规定"医疗卫生机构,取消入学、就业体检中的乙肝检测项目",因此,医疗体检机构不会主动提供乙肝二对半检测,但不等于取消该项服务,只要体检者有需要,自己提出要求就可以做,体检机构会将体检报告密封,由受检者自行拆阅,以保护乙肝表面抗原携带者的隐私权。

第十五章
临床病原学检验

病原体如病毒、细菌、支原体、衣原体、螺旋体、寄生虫等感染人体后，能刺激人体免疫系统产生相应的抗体，我们可以通过抗原抗体反应，利用凝集试验、酶联免疫吸附试验（ELISA）、放射免疫试验（RIA）、化学发光免疫分析（CLIA）等手段来进行检测。近年来，还可采用聚合酶链反应（PCR）来对病原体进行检测，提高了检出的敏感性、特异性和阳性率。

一、新型冠状病毒检验

冠状病毒是自然界广泛存在的一大类病毒，因该病毒在电子显微镜下观察，其形态类似王冠而得名。2019 年以前已知能感染人体的冠状病毒有 6 种。2019 年发现的冠状病毒以前从未在人体发现，故称为新型冠状病毒（nCoV），简称新冠病毒，其结构很简单，就是一层蛋白质外壳（抗原）包裹着一个核心（遗传物质 RNA），它一定要寄生在宿主细胞内才能进行复制繁殖，否则就会死亡。

新型冠状病毒是 2019 年发现的，因此世界卫生组织（WHO）将新型冠状病毒命名为 2019-nCoV（2019 novel coronavirus），"2019" 代表首次出现的年份，"n" 意为新的，"CoV" 代表冠状病毒。

（一）新冠病毒核酸检测

核酸是地球上所有已知的生命体最基本的遗传物质（包括新冠病毒）。核酸有两种，包括核糖核酸（RNA）和脱氧核糖核酸（DNA），新冠病毒是 RNA 病毒。

检测病毒核酸最常用的方法叫聚合酶链反应（PCR），它是将含有双链 DNA 的病毒标本灭活后在实验室内提取其核酸，在人为的特定条件下把它独特的基因序列作为检测靶标,在试管内进行复制,使2个病毒基因片段变成4个,4个变成8个,以指数级增长(2^n)。理论上2个特异性基因片段经过30次循环复制(约1小时)就可以变成10亿个特异性病毒基因片段,也就是说只要标本里有一个DNA病毒,经过PCR试验就可以检测到它的存在,其灵敏度非常高。

新冠病毒是RNA病毒,检测时采用的是实时荧光定量PCR(RT-PCR)技术。在扩增前,先将病毒RNA反转录成双链DNA,然后加入特异性靶标引物,使之进行指数式扩增。为了能够发现病毒的存在,我们在试管中还放置了示踪的特异性荧光探针,每一次循环它就会释放一次荧光信号,扩增一次,荧光信号就会累积一次,扩增产物越多,累积的荧光信号就越强,仪器会记录并显示出一条逐渐上升的曲线,当荧光信号累积达到阈值时,计算机上就会显示出阳性结果;如果没有达到阈值,那么就是阴性结果。在检测中如果达到荧光信号阈值只用了20多个循环,说明病毒量很多;如果经30多个循环才达到荧光信号阈值,说明病毒量较少,但还是阳性。

在有些资料中大家会看到Ct值(cycle threshold value)这个名词,其实它的含义就是PCR扩增达到阈值的循环次数。

【参考区间】

实时荧光定量PCR:阴性

【结果解读】

新冠病毒核酸检测的特异性和敏感性(理论上)都可达到100%,是诊断的"金标准",是确诊的依据。

(二)新冠病毒抗原检测

新冠病毒表面抗原的结构蛋白有4种,即刺突蛋白(S蛋白)、包膜蛋白(E蛋白)、基质蛋白(M蛋白)和核蛋白(N蛋白),理论上它们都可以作为检测的抗原,但由于核蛋白(N)是包裹病毒RNA基因的核衣壳,而且受变异株影响的可能性较小,所以大部分厂家都将病毒核衣壳蛋白(N)作为靶标。

新冠病毒抗原检测是根据抗原抗体反应和免疫层析技术来设计的检测试纸卡,下面以胶体金法为例简单介绍一下其反应原理和过程。检测试剂盒内有采样棉签、含病毒裂解液的塑料管(带盖塑料滴头管)和检测试纸卡。检测试纸卡内包有一条 0.3cm 宽,6.0cm 长的硝酸纤维素薄膜试纸条,在出厂前试纸条上都预先分区包埋了多种试剂。使用前首先是用棉签取鼻拭子,将采样后的棉签插入含有病毒裂解液的塑料管内,搅拌数次(至少半分钟),充分混匀后盖上滴头,将 3 滴洗液滴入试纸卡一端的进样小孔内。滴入的鼻拭子洗液样本通过毛细作用沿着试纸往前走,如果洗液中含有新冠病毒抗原,则先与进样小孔附近标记了示踪物(胶体金)的新冠病毒单克隆抗体(单抗)结合,并继续向前移动到反应区(T 区),这时又会被预先包埋在这里的另一新冠病毒单抗识别并与其结合(即双抗体夹心法),经过 10 分钟的反应即可见到一条红杠(阳性),再往前面走(C 区)还有一条质控线,如果出现红杠,表示试验有效。具体操作和判读标准请按试剂说明书进行。

新冠病毒抗原检测的特异性可达 99%,敏感性与发病的时间有关,有报道称,在发病的最初几天,阳性率可达 98%。

【参考区间】

胶体金法:阴性

【结果解读】

新冠病毒抗原检测是对现有核酸检测方法的一种补充,突出的优点是可快速识别最有可能传播病毒的感染者,快速、简单、易行,适合个人自检和基层检测。由于免疫反应的某些不可控因素,所以会有少数假阳性出现。因为病毒抗原没有经过扩增,所以敏感性没有核酸检测高,但在发病初期由于病毒载量大,阳性率很高,具体实施细则和解释按照国家规定进行。

新冠病毒抗原检测不能取代核酸检测,抗原阳性者一定要按照国家防疫规定处理,并进一步做核酸检测,以便确诊。

(三) 新冠病毒抗体检测

新冠病毒感染人体后 5~7 天,人体会产生针对新冠病毒的特异性抗体。最先出现的是 IgM 抗体,持续时间在数天到数周,随后会产生 IgG 抗体。IgM 抗体接近消失时,IgG 抗体的含量将达到高峰,并在血液中持续较长时间,所以检测血液中的新冠病毒特异性抗体,可以用于判断人体是否感染过新冠病毒。但抗体检测有"滞后性",不适宜用于诊断,主要用于流行病学调查。

【参考区间】

胶体金法:阴性

【结果解读】

新冠病毒抗体阳性表示机体已感染过新冠病毒,并有一定的免疫力。目前此检测主要用于流行病学调查。

对新冠病毒核酸检测阴性的疑似病例,要排除诊断,可用新冠病毒抗体检测予以补充,但不作为新型冠状病毒感染确诊和排除的依据,也不适用于一般人群的筛查。

二、TORCH综合征检验

TORCH综合征是指可导致先天性宫内感染及围产期感染而引起胎儿畸形的病原体,它是一组病原微生物的英文名称的缩写,弓形虫(toxoplasma)、风疹病毒(rubella virus)、巨细胞病毒(cytomegalo virus)、单纯疱疹病毒(herpes simplex virus),以及其他病原体,如柯萨奇病毒、衣原体等(other agents)。把它们的英文第一个字母组合起来,简称TORCH。由于围产期感染可对胎儿造成各种伤害,所以优生优育专家们提议育龄妇女在怀孕前做一个病毒抗体检测,即所谓优生五项,也就是TORCH。

孕妇与胎儿之间有一个胎盘,在妊娠期间,它既是营养交换的场所,也是一个很重要的屏障,称为胎盘屏障,它能保证胎儿在子宫内正常发育。但在妊娠早期,胎盘屏障发育尚不完全,此时孕妇一旦感染,这些病原体就会通过胎盘伤害到胎儿,轻则致畸,重则流产。所以妇产科专家要求大家在准备怀孕之前,做一个TORCH检测就是这个道理。

(一)弓形虫

弓形虫(TOX)感染是一种人畜共患疾病,猫和其他宠物是主要传染源。人体感染后,轻者常无症状,但血清中可查到抗体。孕妇急性弓形虫感染时,弓形虫可通过胎盘感染胎儿,直接威胁胎儿健康。临床上用检测弓形虫特异性 IgM 抗体来进行早期诊断。

【参考区间】

ELISA 法:阴性

【异常结果解读】

妊娠早期感染弓形虫可引起流产、死胎;妊娠中、晚期感染,可引起胎儿生长迟缓和中枢神经系统损害(如无脑儿、脑积水等)。弓形虫特异性 IgM 抗体出现较早,用于弓形虫感染的早期诊断。IgG 抗体阳性出现较晚,表示机体已受过弓形虫感染,具有一定的免疫力。

(二)风疹病毒

风疹病毒(RV)属披膜病毒科,具有单股正链 RNA,直径为60nm,仅有一个血清型。风疹是由风疹病毒引起的,对儿童来说,是一种症状较轻的出疹性疾病。但孕妇若在妊娠的前 3 个月内感染风疹病毒,可引起先天性风疹综合征,导致胎儿畸形。

【参考区间】

ELISA 法:阴性

【异常结果解读】

孕妇在妊娠早期感染风疹病毒,可引起流产、死胎或胎儿畸形,如先天性白内障、青光眼、小头、小眼、心血管畸形、聋哑、智力低下等。因此,应对早孕妇女进行风疹病毒特异性 IgM 抗体监测。风疹病毒 IgM 抗体阳性,提示近期感染,必要时应终止妊娠。而风疹病毒 IgG 抗体阳性,表示机体受过风疹病毒感染,具有一定的免疫力。

(三)巨细胞病毒

巨细胞病毒(CMV)属人类疱疹病毒科,具有双链 DNA,直径为180~250nm。CMV 感染在人类非常普遍,多呈亚临床不显性感染和潜伏感染而获免疫力。CMV 围生期感染是引起胎儿畸形的重要原因之一。

【参考区间】

ELISA 法:阴性

【异常结果解读】

孕妇在妊娠的前 3 个月内感染 CMV 可引起流产、死胎;妊娠中、晚期感染,可引起胎儿黄疸、肝脾肿大、脑积水、唇裂、先天性心脏病等。CMV 特异性抗体 IgM 阳性为 CMV 近期感染的指标;而 IgG 抗体阳性,则表示机体曾感染过 CMV,具有一定的免疫力,但不能防止继发感染。

(四)单纯疱疹病毒

单纯疱疹病毒(HSV)属疱疹病毒科,病毒颗粒直径为 150~200nm,具双链 DNA,根据其限制性内切酶切点不同,可分为 HSV-Ⅰ 和 HSV-Ⅱ 两型。HSV 原发感染后,机体最先出现 IgM 抗体,随后出现 IgA 及 IgG,抗体能防止病毒扩散,但不能防止再次感染。

【参考区间】

ELISA 法:阴性

【异常结果解读】

孕早期感染 HSV 者可导致流产、死胎;妊娠中、晚期感染,可引起小头、小眼畸形,智力低下等。单纯疱疹病毒特异性 IgM 阳性或双份血清特异性 IgG 抗体效价上升 4 倍,提示 HSV 近期感染。

(五)其他病原体

【参考区间】

ELISA 法:阴性

【结果解读】

柯萨奇病毒、带状疱疹病毒、衣原体、梅毒螺旋体等感染也可导致胎儿畸形和先天性疾病。

(六)综合解读

TORCH 感染后患者最早出现的特异性抗体是 IgM,一般在感染后 2 周开始升高,持续 2~3 个月。IgG 抗体出现稍晚,在感染后 3 周开始升高,持续时间较长,可达数年,表示有一定的抵抗力。

1. IgG 阳性、IgM 阴性　表示曾感染过这种病原体,并已产生抗体,有一定的免疫力。

2. IgM 阳性、IgG 阴性　要及时复查,如仍然阳性,表示近期急性感染,要警惕。

3. IgM 阳性和 IgG 也阳性　可能为原发感染,也可能再次感染,要用 IgG 亲和试验来证实,要引起重视。

4 IgM 阴性、IgG 阴性　表示未曾感染过这种病原体,为易感人群。妊娠期间要特别小心,预防各种感染。

由于目前 TORCH 感染主要是靠测定病原体抗体 IgM 和 IgG 来进行诊断的,本身有一定的局限性。再加上 TORCH 感染后是否一定会引起胎儿畸形,是否要终止妊娠,这是一个很难决定的事。因此,TORCH 检测只是一个筛查,还要做许多进一步的检查如羊膜腔穿刺取羊水或经皮取脐带血检测来证实。

三、性传播性疾病检验

性传播性疾病简称性病,是一组通过性行为传播的,侵犯皮肤、性器官和全身多脏器的传染性疾病,包括艾滋病、梅毒、淋病、性病淋巴肉芽肿、非淋菌性尿道炎、尖锐湿疣、生殖器疱疹等 20 余种疾病。引起性病的病原体种类很多,包括细菌、病毒、支原体、衣原体、螺旋体等。

(一)人类免疫缺陷病毒抗体检测

人类免疫缺陷病毒(HIV)是引起艾滋病(又称获得性免疫缺陷综合征)的病原体。传播途径为性接触、血液和垂直传播。HIV 主要侵犯人的 CD4$^+$T 淋巴细胞,导致感染者细胞免疫功能逐渐破坏,最终因各种感染或继发肿瘤而死亡。

【参考区间】

ELISA 法:阴性

【异常结果解读】

HIV 抗体初筛试验常用 ELISA 方法,敏感性可达 99%,该试验重复 2 次以上阳性者,需作确诊试验。确诊试验常选择免疫印迹法,HIV 外膜蛋白阳性,可确诊 HIV 感染。HIV 阳性常见于艾滋病和吸毒者。

(二) 梅毒快速血浆反应素试验

梅毒快速血浆反应素试验(RPR)是采用牛心肌类脂质作为抗原进行试验的,敏感性较高,但特异性较差,可有假阳性反应,主要用于梅毒的筛查。

【参考区间】

凝集法:阴性

【异常结果解读】

RPR 是诊断梅毒螺旋体感染的过筛试验,常用于梅毒感染的大规模普查筛选及流行病学检查。其他一些疾病,如麻风、系统性红斑狼疮、硬皮病、结核、雅司病等也有一定的阳性率。

(三) 梅毒螺旋体颗粒凝集试验

梅毒螺旋体颗粒凝集试验(TPPA)使用的是超声裂解的梅毒螺旋体为抗原,以人工合成的惰性明胶颗粒为载体,与人血清或血浆中的梅毒螺旋体抗体结合,产生肉眼可观察到的凝集反应,阳性结果可诊断为梅毒。

【参考区间】

凝集法:阴性

【异常结果解读】

TPPA 试验是梅毒血清学检查的特异性反应,通过检测患者血清中有无梅毒螺旋体的特异性抗体,对梅毒进行确诊。

(四) 支原体

支原体(mycoplasma)是一组不同于细菌和真菌的、缺乏细胞壁的原核细胞型微生物,直径仅有 0.1~0.3μm,可通过滤菌器。支原体属有上百种,与人类有关的支原体有人型支原体(MH)、肺炎支原体(MP)、解脲支原体(UU)和生殖支原体(MG)等。支原体可存在于健康携带者和患者体内。可疑非淋菌性尿道炎患者,男性用无菌棉拭子插入尿道 1cm 处旋转,静止数秒钟后取出;女性在宫颈口抹去黏液,用无菌拭子插入宫颈管 1cm 旋转取材。实验室用所取标本进行支原体核酸检测(PCR 法),敏感性好,阳性检出率高。

【参考区间】

PCR 法:阴性

【异常结果解读】

支原体感染是常见的性接触传播疾病,是非淋菌性尿道炎及宫颈炎的第二大病原体。在男性表现为不同程度的尿频、尿痛、尿不尽、尿道烧灼感、尿道口微红等症状和体征,还可引起前列腺炎、附睾炎等;在女性症状较隐蔽,表现为宫颈炎,白带增多、混浊、有异味,还可引起子宫内膜炎、输卵管炎等。在孕期感染可导致流产、早产、胎儿宫内发育迟缓,甚至死胎等不良后果。

(五)沙眼衣原体

衣原体(CT)是一组比细菌还小,不活动的专性细胞内寄生物,直径只有 0.3~0.5μm。沙眼衣原体是引起非淋菌性尿道炎的第一大病原体,在妇女还可引起宫颈炎,出现白带增多,外阴瘙痒等。

可疑衣原体感染者,男性用无菌棉拭子插入尿道取材,女性在宫颈口抹去黏液,用无菌拭子插入宫颈管 1cm 旋转取材。应用聚合酶链反应(PCR)方法,可特异性地检测沙眼衣原体,是敏感性高、特异性强的好方法。

【参考区间】

PCR 法:阴性

【异常结果解读】

沙眼衣原体有许多血清型,人的沙眼是由 A、B、C 血清型引起的;非淋菌性尿道炎是由 D~K 血清型引起的;性病性淋巴肉芽肿是由 L1、L2、L3 型引起的。沙眼衣原体还可引起附睾炎、子宫颈炎、盆腔炎等。对孕妇危害也较大,可造成宫外孕、流产、死胎、早产等。

第十六章
风湿性疾病检验

风湿性疾病是指影响骨、关节及其周围组织,如肌肉、滑囊、肌腱、神经等的一组疾病,其病因可以是感染性、免疫性、代谢性、内分泌性、退行性、遗传性等。风湿性疾病复杂、多样,发病率高,严重危害人类健康。风湿性疾病的实验室检查可为医生诊断风湿性疾病提供线索和依据。

一、抗链球菌溶血素 O

链球菌溶血素 O 是 A 族溶血性链球菌的重要代谢产物之一,它是一种具有溶血活性的蛋白质,能溶解人及一些动物的红细胞。同时链球菌溶血素 O 具有抗原性,能刺激机体产生对应的抗体,称为抗链球菌溶血素 O(ASO),简称抗 O。

【参考区间】

乳胶凝集法:<500U

免疫散射比浊法:<200IU/mL

【异常结果解读】

(1)抗 O 升高,常见于 A 族溶血性链球菌感染引起的疾病,如风湿热、感染性心内膜炎、扁桃体炎、猩红热和链球菌感染后肾小球肾炎等。由于正常人群中链球菌感染相当常见,故正常人血清中也有少量的抗 O 存在。

(2)溶血性链球菌感染 1 周后,抗 O 即开始升高,4~6 周达高峰。由于抗 O 在体内可持续存在几个月,因此抗 O 阳性不一定是近期感染的指标,应多次动态观察。风湿热患者在感染后 4~6 周,80% 的患者阳性,如果合并 C 反应蛋白升高,血沉加快,结合临床表现,可考虑风湿活动。

(3)患者确有 A 族溶血性链球菌感染,但抗 O 持续阴性,可能与发病早期使用过大量抗生素或免疫抑制剂有关。

二、类风湿因子

类风湿因子(RF)是在类风湿关节炎患者血清中发现的一种以变性 IgG 的 Fc 片段为靶抗原的自身抗体,有 IgG、IgA、IgM 和 IgE 等类型。

【参考区间】

免疫散射比浊法: <20RU/mL

【异常结果解读】

RF 主要为 IgM 型自身抗体,约 80% 的类风湿关节炎(RA)患者呈阳性。IgG 型 RF 的含量与 RA 患者的滑膜炎、血管炎和关节外症状密切相关。IgA 型 RF 与骨质破坏有关,提示病情严重。

某些自身免疫病,如系统性红斑狼疮(SLE)、进行性全身性硬化症、干燥综合征等患者都有一定的阳性率;有些疾病如血管炎、肝病、慢性感染和部分老年人也可出现 RF 阳性。

三、C 反应蛋白

C 反应蛋白(CRP)是一种能与肺炎链球菌 C 多糖发生反应的急性时相反应蛋白,具有激活补体、促进吞噬和免疫调理作用。CRP 主要由肝脏产生,白细胞介素 6(IL-6)可促进肝脏合成 CRP,其含量的变化对炎症、组织损伤、恶性肿瘤等疾病的诊断及疗效观察有重要意义。

【参考区间】

免疫比浊法: 成人 <8.2mg/L

【异常结果解读】

C 反应蛋白升高

1)组织损伤如大手术、严重创伤、烧伤、心肌梗死等,CRP 常于发病后数小时迅速升高,病变好转时迅速下降。若手术后 CRP 又升高,提示继发感染或深静脉血栓形成。

2)各种细菌性感染,特别是革兰氏阴性杆菌感染,CRP 常明显增高,可达 100~500mg/L;而病毒性感染,CRP 升高不明显或轻度增高。

3)风湿热活动期,CRP 明显升高,可达 200mg/L 以上,而治疗好转后,CRP 逐渐降至正常。

4)恶性肿瘤、器官移植后发生排斥反应、妊娠等,都可见 CRP升高。

四、血清淀粉样蛋白 A

血清淀粉样蛋白 A(SAA)是组织淀粉样蛋白 A 的前体物质,属于急性时相反应蛋白,主要由肝细胞合成。SAA 与 C 反应蛋白(CRP)相似,在组织损伤和炎症反应时升高。

【参考区间】

免疫比浊法:血清 <5μg/L

【异常结果解读】

(1)SAA 是一种急性时相反应蛋白,在细菌和病毒感染等疾病的早期就可见升高,升高的幅度和阳性率高于 C 反应蛋白。

(2)类风湿关节炎、结核病的活动期、肿瘤晚期可见 SAA 升高。

(3)急性心肌梗死时 SAA 明显升高,是急性心肌梗死辅助诊断指标。

(4)SAA 是一个器官移植后急性排斥反应的灵敏指标,在移植排斥反应的早期 SAA 就可见升高。

五、抗环瓜氨酸肽抗体

抗环瓜氨酸肽抗体(CCP-Ab)是风湿性疾病自身抗体系统中的一种,1998 年国外首次报道用环瓜氨酸肽(CCP)作为抗原基质进行检测。CCP 是一种人工合成的环化肽,它含有与类风湿关节炎高度相关的抗丝集蛋白抗原决定簇瓜氨酸,当它由直链改造为环化肽后,提高了该抗原的敏感性和特异性。抗 CCP 抗体以 IgG 型为主。

【参考区间】

ELISA<5RU/mL

【结果解读】

抗 CCP 抗体对类风湿关节炎的早期诊断具有相当高的特异性(96%)和敏感性(60%~79%);与类风湿因子(RF)联合检测会明显提高类风湿关节炎诊断的敏感性。抗 CCP 抗体对疾病预后的判断也有一定的参考价值,抗 CCP 抗体阳性的患者比抗体阴性的患者更易发展成为骨关节损害。

六、人类白细胞抗原 B27

人类白细胞抗原(HLA)是 HLA 基因复合体所编码的产物,是一个十分复杂的系统。HLA 复合体位于人第 6 对染色体的短臂上(6p21.31),共有 6 个座位,即 HLA-A、HLA-B、HLA-C、HLA-DR、HLA-DQ、HLA-DP。每个座位上均有很多等位基因,是目前已知基因中等位基因多态性最复杂的基因复合体。HLA 抗原主要在有核细胞表面表达。人类白细胞抗原 B27,即 HLA-B27,可用荧光素标记的单克隆抗体与淋巴细胞表面标志结合,通过流式细胞仪来检测。

【参考区间】

流式细胞检测法:

HLA-B27 在普通人群中的阳性率为 5%~10%

【结果解读】

HLA 与器官移植的排斥密切相关,与某些疾病的遗传易感性明显相关。HLA-B27 与强直性脊柱炎有很强的相关性,90% 左右的强直性脊柱炎患者 HLA-B27 阳性,因此它是强直性脊柱炎的诊断指标之一。但查出 HLA-B27 阳性并不能确诊为强直性脊柱炎,因为 HLA-B27 阳性的人群中仅 20% 的人患强直性脊柱炎,所以 HLA-B27 阳性仅是强直性脊柱炎的一个易感因素。幼年型脊柱关节病、反应性关节炎也可见阳性。HLA-B27 是从父母遗传来的,终生携带,不会随治疗而转阴。

强直性脊柱炎患者 HLA-B27 阳性,但血清中抗核抗体阴性,类风湿因子阴性,可用于鉴别诊断。

七、抗核抗体检测

抗核抗体(ANA)是以细胞核成分为靶抗原的自身抗体的总称。用间接免疫荧光法检测,根据细胞核发出的各种荧光图谱可进行自身免疫性疾病的筛查和诊断。

【参考区间】

间接免疫荧光法:阴性

【异常结果解读】

(1)未经治疗的系统性红斑狼疮(SLE)的 ANA 阳性率在 90%以上,而且滴度较高,因此 ANA 是 SLE 的筛查指标。其他疾病如混合结缔组织病的阳性率在 90% 以上,系统性硬化病的阳性率为80%~90%,干燥综合征的阳性率约为 45%,类风湿关节炎的阳性率约为 20%,自身免疫性肝病、老年人等也可出现一定的阳性率。

(2)ANA 不同荧光图像的意义:均质型多见于 SLE 患者;核膜型与 SLE 的活动性有关;斑点型多见于混合结缔组织病、干燥综合征、SLE、系统性硬化病等;核仁型主要见于系统性硬化病。

八、抗双链 DNA 抗体

抗双链 DNA 抗体(ds-DNA)的靶抗原是细胞核中 DNA 的双股螺旋结构,将绿蝇短膜虫的动基体作为纯净的环状 ds-DNA 抗原,进行间接免疫荧光试验,可测出患者体内是否有抗 ds-DNA 抗体存在。

【参考区间】

间接免疫荧光法:阴性

【异常结果解读】

抗 ds-DNA 抗体是系统性红斑狼疮(SLE)的特异性标志抗体,阳性是 SLE 的诊断标准之一,其诊断特异性为 95%,敏感性为

30%~50%。抗 ds-DNA 抗体滴度与 SLE 活动性平行,是判断 SLE 活动与否的指标,也是监控疗效的指标。

九、抗 ENA 抗体谱

ENA 即可提取核抗原,是一类用盐水或磷酸盐缓冲液从细胞核中提取的蛋白质的总称。抗 ENA 抗体谱(ENA-Ab)是一组针对 ENA 的自身抗体,有 10 余种,主要为抗核糖核蛋白(RNP)抗体、抗 Sm 抗体、抗 SS-A 抗体、抗 SS-B 抗体、抗 Scl-70 抗体、抗 JO-1 抗体等。将患者血清与 ENA 进行免疫印迹法测定,根据抗原抗体反应沉淀线的位置,可判定有无抗 ENA 抗体、为何种抗 ENA 抗体。

【参考区间】

免疫印迹法:阴性

【异常结果解读】

(1)抗 Sm 抗体:即抗 Smith 抗体,阳性主要见于系统性红斑狼疮(SLE),是 SLE 的特异性标志抗体之一,特异性 99%,但敏感性较低,约为 25%,因此联合抗 ds-DNA 抗体检测可提高 SLE 诊断的正确性。

(2)抗 RNP 抗体:阳性见于多种风湿性疾病,如混合性结缔组织病(MCTD)、SLE、系统性硬化病等,以 MCTD 的阳性率最高,达 95%,且抗体的滴度亦高,对 MCTD 有较高的诊断价值。

(3)抗 SS-A 抗体和抗 SS-B 抗体:阳性多见于干燥综合征及合并 SLE 的干燥综合征,抗 SS-A 抗体阳性率为 70%,抗 SS-B 抗体阳性率为 40%,对诊断有重要意义。

(4)抗 Scl-70 抗体:阳性为系统性硬化病的特异性抗体,阳性率为 20%~56%。

(5)抗 JO-1 抗体:阳性对多发性肌炎与皮肌炎的诊断有一定的价值。

十、抗心磷脂抗体

抗磷脂抗体是一组针对各种带负电荷磷脂作为靶抗原的自身抗

体,包括抗心磷脂抗体(ACA)、抗磷脂酰丝氨酸抗体、抗磷脂酸抗体等。抗心磷脂抗体与心磷脂分子中带负电荷的磷酸二酯基团结合而起反应,干扰磷脂依赖的凝血过程,导致血栓形成、血小板减少。抗心磷脂抗体是抗磷脂抗体中最具代表性的一种,特异性强,与疾病的关系研究也较多。

【参考区间】

ELISA 法 <12RU/mL

【异常结果解读】

抗心磷脂抗体阳性

1)自身免疫性疾病:如系统性红斑狼疮(SLE)、类风湿关节炎(RA)、系统性硬化病(SSc)、干燥综合征(SS)等风湿性疾病。

2)血栓形成:可以发生在动脉或静脉,包括深静脉血栓、下腔静脉血栓、脑卒中、心肌梗死等。

3)血小板减少:抗心磷脂抗体可促使血小板激活,从而易于形成血栓,导致血小板消耗性减少。

4)抗心磷脂抗体阳性者可发生反复流产、胎儿生长迟缓和宫内死胎等。

第十七章
体液免疫和细胞免疫检验

一、免疫球蛋白检测

免疫球蛋白(Ig)是一组具有抗体活性的球蛋白,由浆细胞合成与分泌,存在于机体的血液、体液、外分泌液中,在机体的免疫防御中起重要作用。应用免疫电泳法、超速离心法等可将免疫球蛋白分为5类:IgG、IgA、IgM、IgD 和 IgE。

(一) IgG、IgA、IgM 的测定

IgG 主要由脾脏和淋巴结中的浆细胞合成与分泌,约占血清中总免疫球蛋白的 75%,是血清中主要的抗体成分,在机体的免疫防御中起重要作用,大多数抗细菌、抗病毒、抗毒素抗体为 IgG 类。另外,IgG 是唯一能通过胎盘的免疫球蛋白,通过被动免疫使新生儿获得免疫抗体。

IgA 主要由肠系淋巴组织中的浆细胞产生,占血清中总免疫球蛋白的 10%~15%,分为血清型与分泌型两种。IgA 具有抗细菌、抗病毒、抗毒素的作用,尤以分泌型 IgA(SIgA)在机体的局部免疫中起着重要作用,如抗呼吸道、消化道和泌尿生殖道的感染等,是机体抗感染、抗过敏的重要免疫屏障。

IgM 是免疫球蛋白中分子量最大者,分子结构呈环形,由 5 个IgM 单体通过 J 链连接而成。在个体的发育过程中,IgM 是出现最早的免疫球蛋白,当机体受到抗原刺激后,IgM 亦是最早出现的抗体,其杀菌、溶菌、溶血、促吞噬和凝集作用比 IgG 高。血清中 IgM升高,表明有近期感染,是感染性疾病早期诊断的重要指标。

【参考区间】

免疫比浊法：

血清 IgG 7.0~16.0g/L

血清 IgA 0.7~3.5g/L

血清 IgM 0.5~2.8g/L

【异常结果解读】

（1）IgG、IgM、IgA 均升高：常见于各种慢性感染、慢性肝病、肝硬化、淋巴瘤和某些自身免疫性疾病，如系统性红斑狼疮、类风湿关节炎等。

（2）单一免疫球蛋白增高：主要见于免疫增殖性疾病，如多发性骨髓瘤、原发性巨球蛋白血症等。

（3）免疫球蛋白降低：常见于各类先天性免疫缺陷病、获得性免疫缺陷病、联合免疫缺陷病及长期使用免疫抑制剂的患者。单一 IgA 降低常见于反复呼吸道感染患者。

（4）新生儿和婴幼儿：由于体液免疫功能尚未成熟，免疫球蛋白的含量较成人低，应按年龄组参考范围来进行分析和判断。

（二）IgG 亚类的测定

IgG 根据其重链的结构和抗原特异性差异，以及生物活性的不同可分为四类，即 IgG_1、IgG_2、IgG_3 和 IgG_4，在血液中含量以 IgG_1 最多，依次递减，IgG_4 最少。测定 IgG 亚类对于研究某些免疫缺陷病和变态反应性疾病有重要价值。

【参考区间】

ELISA：

血清 IgG_1 5.15~9.20g/L

血清 IgG_2 1.50~4.92g/L

血清 IgG_3 0.10~1.65g/L

血清 IgG_4 0.08~1.51g/L

【异常结果解读】

（1）IgG 亚类的含量随年龄的不同而变化，当某一 IgG 亚类含量低于年龄对应的参考范围时，称为 IgG 亚类缺陷。在儿童时期，男孩

IgG 亚类缺陷比女孩常见,其比例为 3∶1;成年男女的比例为 4∶2。儿童中 IgG$_2$ 缺陷最常见,而成年人 IgG$_1$ 和 IgG$_3$ 缺陷最常见。

(2)临床上 IgG 亚类缺陷可表现为反复呼吸道感染、腹泻、中耳炎、鼻窦炎、支气管扩张和哮喘等。有些患者 IgG 亚类异常,但总 IgG 正常甚至还偏高,因此认为检测 IgG 亚类比测定总 IgG 更有价值。

(3)IgG 亚类异常增高主要见于 I 型变态反应,如过敏原可刺激机体产生 IgG$_4$ 增多。

(三) IgE 的测定

IgE 主要由鼻咽部、扁桃体、支气管、胃肠道等黏膜固有层的浆细胞分泌,正常人血清中含量很低,仅为血清总免疫球蛋白的 0.002%。IgE 为亲细胞抗体,能与肥大细胞、嗜碱性粒细胞膜上的 FcεR 结合,促使其释放免疫活性物质,在 I 型变态反应性疾病的发病中起重要作用。

【参考区间】

ELISA 法:血清 IgE 0.1~0.9mg/L

【异常结果解读】

IgE 升高主要见于:

(1)过敏性疾病:如过敏性支气管哮喘、过敏性皮炎、过敏性鼻炎、荨麻疹等。

(2)各种寄生虫感染:如钩虫、蛔虫、绦虫、旋毛虫、包虫病等。

二、血清补体测定

补体是血清中具有酶活性的一种不耐热球蛋白。血清补体 C3 是血清中含量最高的补体成分,主要由巨噬细胞和肝脏合成,在 C3 转化酶的作用下,裂解成 C3a 与 C3b 两个片段,在补体经典激活途径与旁路激活途径中均发挥重要作用。血清补体 C4 由肝脏、巨噬细胞合成,C4 作为 C1 酯酶的底物,在 Mg^{2+} 的参与下,C4 裂解为 C4a 与 C4b 两个片段,参与补体的经典激活途径。

血清总补体活性或其单一补体成分的变化对某些疾病的诊断与疗效观察有极其重要的意义。这里主要介绍血清补体 C3 和 C4。

【参考区间】

免疫比浊法：

血清补体 C3：0.85~1.70g/L

血清补体 C4：0.22~0.34g/L

【异常结果解读】

血清 C3、C4 降低

1）补体合成能力降低：如慢性肝病、肝硬化、肝坏死。

2）补体合成原料不足：如营养不良（多见于儿童）。

3）补体消耗或丢失太多：如系统性红斑狼疮活动期、急性链球菌感染后肾小球肾炎、狼疮性肾炎、慢性活动性肝炎、自身免疫性溶血性贫血、白血病化疗后、血液进行体外循环后、大面积烧伤等。

4）先天性补体缺乏：如遗传性 C3 缺乏症、遗传性 C4 缺乏症、遗传性血管神经性水肿等。

三、T 淋巴细胞表面标志检测

淋巴细胞是构成机体免疫系统的主要细胞群体，占外周血白细胞总数的 20%~40%，淋巴细胞的显著特征是其异质性，可分为许多表型和功能不同的群体，如 T 淋巴细胞、B 淋巴细胞、K 细胞、NK 细胞等，T 淋巴细胞和 B 淋巴细胞还可进一步分为若干亚群。这些淋巴细胞群和亚群在免疫应答过程中相互协作、相互制约，共同完成对抗原物质的识别、应答和清除，从而维持机体内环境的稳定。临床上常对淋巴细胞的数量，表面标志及功能进行检测，以了解机体的细胞免疫功能。

T 淋巴细胞中的 CD3、CD4、CD8 细胞是机体细胞免疫功能的一项重要指标。CD3$^+$ 是总 T 淋巴细胞的标志；CD4$^+$ 是辅助性 T 细胞的标志；CD8$^+$ 是细胞毒性 T 细胞的标志。

T 淋巴细胞在形态学上难以区分，但是可借助其细胞膜表面分子加以区别,其检测的方法众多,有免疫荧光法(IFA)、荧光激活细胞分类法(FACS)、流式细胞仪测定法等。

【参考区间】

流式细胞仪法:

CD3[+]T 淋巴细胞 61%~85%

CD4[+]T 淋巴细胞 28%~58%

CD8[+]T 淋巴细胞 19%~48%

CD4[+]/CD8[+] 细胞比值 0.9~2.0∶1

【异常结果解读】

(1)T 淋巴细胞总数变化的意义:CD3 分子表达于所有成熟 T 淋巴细胞的表面,是总 T 淋巴细胞的重要标志。CD3[+]T 淋巴细胞升高,常见于甲状腺功能亢进、淋巴细胞性甲状腺炎、重症肌无力和器官移植后排斥反应等。CD3[+]T 淋巴细胞降低,主要见于免疫缺陷病,如艾滋病(AIDS)、先天性胸腺发育不全综合征和联合免疫缺陷病等。亦可见于恶性肿瘤、系统性红斑狼疮、某些病毒感染(如麻疹、流感等),以及采用放疗、化疗、肾上腺皮质激素及其他免疫抑制剂时。

(2)T 淋巴细胞亚群变化的意义

1)CD4[+] 是辅助、诱导 T 淋巴细胞的标志,CD4[+]T 淋巴细胞下降,常见于某些病毒感染性疾病,如艾滋病、巨细胞病毒感染,以及严重创伤、全身麻醉、大手术、应用免疫抑制剂(如环孢霉素A)等。

2)CD8[+] 是细胞毒性 T 细胞的标志,CD8[+]T 细胞下降,常见于类风湿关节炎、Sjögren 综合征、重症肌无力、胰岛素依赖型糖尿病和膜型肾小球肾炎等;而传染性单核细胞增多症急性期、巨细胞病毒感染和慢性乙型肝炎等,CD8[+]T 淋巴细胞常见升高。

3)CD4[+]/CD8[+] 细胞比值下降,常见于艾滋病、瘤型麻风病、恶性肿瘤进展期和复发时,也见于部分感染性疾病,如传染性单核细胞增多症、巨细胞病毒感染、血吸虫病等;CD4[+]/CD8[+] 细胞比值升高,则见于类风湿关节炎活动期、多发性硬化症、系统性红斑狼疮活动期、Sjögren 综合征、重症肌无力和器官移植后排斥反应等。

四、B 淋巴细胞表面标志检测

B 淋巴细胞简称 B 细胞,是体内唯一能产生抗体的细胞。根据 B 淋巴细胞的特征性表面标志,即膜表面免疫球蛋白(SmIg),可将 B 淋巴细胞分为 SmIgG、SmIgM、SmIgA、SmIgD、SmIgE 五种类型,若 B 淋巴细胞膜表面仅表达 IgM,则为未成熟的 B 淋巴细胞,而同时表达 IgM 和 IgD,则为成熟 B 淋巴细胞。用荧光标记的羊抗人 IgG、IgM、IgA、IgD 或 IgE 抗体,在一定条件下分别与 B 淋巴细胞表面相应的 SmIg 结合,用荧光显微镜观察发荧光的细胞(发绿色荧光的为阳性细胞),求出各类 B 细胞的百分数。

【参考区间】

免疫荧光法(以携带该标志的细胞百分数表示):

SmIg$^+$ 细胞总数:均值 21%(16%~28%)

SmIgG$^+$ 细胞:均值 7.1%(4%~13%)

SmIgM$^+$ 细胞:均值 8.9%(7%~13%)

SmIgA$^+$ 细胞:均值 2.2%(1%~4%)

SmIgD$^+$ 细胞:均值 6.2%(5%~8%)

SmIgE$^+$ 细胞:均值 0.9%(0~1.5%)

【异常结果解读】

(1)SmIg$^+$ 细胞增高:常与 B 淋巴细胞恶性增殖有关,主要见于慢性淋巴细胞性白血病、毛细胞白血病和巨球蛋白血症等,且巨球蛋白血症以 SmIgM$^+$ 细胞增高明显。

(2)SmIg$^+$ 细胞减低:主要与体液免疫缺陷有关,常见于性联丙种球蛋白缺乏症、严重联合免疫缺陷病等。

第十八章
临床体液检验

一、尿液检验

尿液是机体代谢产生的终末产物,是一种从人体排出代谢废物和毒素的液体。当血液流经肾脏时,将血液中的尿素、尿酸、尿胆原、肌酐、酮体、无机盐、水和少量葡萄糖等物质通过肾小球的滤膜,过滤到肾小囊中,形成原尿。原尿流经肾小管时,肾小管会将人体有用的成分如所有的葡萄糖、大部分的水和部分钠、钾、钙等无机盐重新吸收,回到血液,剩下的水、无机盐、代谢废物和毒素等就形成了尿液,排出体外。

尿液的组成和性状可反映机体的代谢状况,且受到机体各系统功能状态的影响,尤其与泌尿系统直接相关。因此,尿液的变化不仅反映泌尿系统的疾病,而且对其他系统疾病的诊断、治疗及预后均有重要意义。

(一)尿液一般检验

1. 尿量测定　正常人每天的尿量为 1 000~2 000mL,尿量太多或太少,都是异常情况,与疾病有关。由于尿液并非匀速生成,故要连续收集 24 小时的尿液才能知道其总量,称 24 小时尿量,简称尿量。

【标本收集】

准确地收集 24 小时尿液,并用量筒准确测量。

【参考区间】

成人尿量为: 1 000~2 000mL/24h

【异常结果解读】

(1)多尿:24 小时尿量多于 3 000mL 为多尿,见于糖尿病、尿崩症、精神性多尿、慢性肾炎肾小管功能障碍等。尿量的多少与饮水有关,所以饮水过多也会引起多尿。

(2)少尿:24 小时尿量 <400mL 为少尿,主要见于脱水、血液浓缩、急性肾小球肾炎、急性肾功能不全;肾移植患者发生排斥反应时,尿量明显减少。

(3)无尿:24 小时尿量少于 100mL 为无尿,见于急性肾功能衰竭少尿期、肾功能衰竭尿毒症期,病情危重。

2. 颜色和透明度　正常新鲜尿液外观清晰透明,颜色受食物成分、尿色素、药物等的影响较大,一般随尿量多少呈淡黄至深黄色。

新鲜尿放置后会发生混浊,但加热后又马上变清,是由于尿酸盐、磷酸盐沉淀析出所致。脓尿和菌尿可引起尿混浊,如尿内含有大量脓细胞或细菌等炎性渗出物时,排出的新鲜尿即混浊。菌尿呈云雾状,静置后不下沉;脓尿放置后可有白色絮状沉淀,此两种尿液不论加热或加酸,其混浊均不消失。

【参考区间】

淡黄色、清晰透明

【异常结果解读】

(1)淡黄色至无色:见于大量饮水、尿崩症、糖尿病等。

(2)橙色至黄褐色:为胆红素尿,见于肝细胞性黄疸、阻塞性黄疸;或服用大黄、核黄素、痢特灵等药物引起;进食较多胡萝卜时也可见。

(3)棕褐色或浓茶色:为血红蛋白尿,常见于溶血性贫血、蚕豆病、阵发性睡眠性血红蛋白尿、血型不合的输血、恶性疟疾等。

(4)红色或洗肉水样:为血尿,见于急性肾小球肾炎、肾结核、肾肿瘤、肾结石、膀胱结石、膀胱肿瘤、肾创伤、泌尿系统感染等。

(5)乳白色:见于乳糜尿(如丝虫病)、脂肪尿;或由肾盂肾炎、膀胱炎引起的脓性尿。

3. 尿气味　健康人尿液的气味来自尿内挥发酸并受食物影响,如葱、蒜进食后可使尿液发出特殊气味。尿液长时间放置后,因尿素分解可发出氨臭味。如新鲜尿液排出时即有氨臭味,为慢性膀胱炎或尿潴留;有烂苹果气味,为糖尿病酮症酸中毒;有蒜臭味,为有机磷中毒可能。

4. 尿酸碱度 正常尿液一般为弱酸性,pH 值约为 6,有时也可呈中性或弱碱性。尿液的酸碱度改变可受饮食、疾病、药物的影响,肉食者尿液偏酸性,素食者尿液偏碱性。尿液放置过久细菌分解尿素,可使尿液的酸性减弱。

【参考区间】

新鲜尿: pH 6.0~6.5,波动范围 4.6~8.0

【异常结果解读】

尿酸度增高见于代谢性酸中毒、糖尿病酮症酸中毒、痛风、发热及服用酸性药物后。尿碱性增高见于膀胱炎、代谢性碱中毒及应用碱性药物后。

5. 尿比密(比重) 尿比密,又称尿比重,指在 4℃条件下同体积尿与纯水的重量之比,常用比重计测量。正常成年人在普通膳食情况下,尿比密波动于 1.015~1.025 之间。尿液的比密受肾小管的浓缩和稀释功能影响,与尿中可溶解物质的浓度成正比,与尿量成反比。大量饮水尿比密可降低至 1.003 以下,机体缺水时尿量减少,尿液浓缩,比密可高达 1.030 以上。尿比密是衡量肾脏浓缩稀释功能的有用指标。

【参考区间】

正常成人: 1.015~1.025

【异常结果解读】

(1)尿比密减低:尿比密 <1.010 时为低渗尿,见于肾脏浓缩功能受损,如尿崩症、慢性肾小球肾炎、急性肾炎多尿期、尿毒症多尿期等。

(2)尿比密增高:见于脱水、蛋白尿、糖尿、急性肾小球肾炎、高热等。

(3)等张尿:尿比密固定于 1.010 ± 0.003 时称为等张尿,常见于慢性肾功能不全的终末期。

6. 乳糜尿 乳糜尿因尿中出现淋巴液和大量脂肪颗粒所致,含量越多,越呈乳状,多因肾周淋巴管阻塞、破裂、淋巴液进入尿液所致。

【参考区间】

正常尿:阴性

【异常结果解读】

阳性见于丝虫病、肿瘤、胸腹部创伤或手术、先天性淋巴管畸形等。

(二) 尿蛋白检验

1. 蛋白尿　正常人尿液蛋白质含量甚微,仅 20~80mg/d,常规检查呈阴性反应。尿蛋白质含量持续超过 120mg/d,蛋白质定性试验呈阳性时称为蛋白尿。正常肾小球滤液中含有一些小分子量的蛋白质(<70kDa),可通过肾小球滤膜的微小孔隙滤出。但当此种蛋白质通过近端肾小管时,绝大部分又被重吸收,故正常尿液中的蛋白质含量很少。

【参考区间】

随机尿定性试验:阴性

24 小时尿蛋白定量:20~80mg/24h 尿

【异常结果解读】

(1)生理性蛋白尿:指泌尿系统无器质性病变,尿内暂时出现一过性蛋白,又称功能性蛋白尿,多见于青少年,常由剧烈运动、发热、受寒或精神紧张等因素引起,尿蛋白定性一般不超过(+)。

体位性蛋白尿,又称直立性蛋白尿,常见于瘦高体型的青少年,由于长久直立而引起,卧位休息后消失。

(2)病理性蛋白尿:病理状态下尿蛋白定性试验阳性或定量试验 >120mg/24h 尿,称蛋白尿。根据尿蛋白产生的机制可分为以下几类:

1)肾小球性蛋白尿:主要因肾小球滤膜受炎性损害,通透性增高,血浆蛋白特别是白蛋白大量进入肾小囊,超过近端肾小管对蛋白的重吸收能力所形成的蛋白尿,称肾小球蛋白尿。尿中以白蛋白等中、高分子蛋白为主,占 70%~80%,蛋白量常 >2g/24h 尿,主要见于急性肾小球肾炎、肾病综合征等,定性可 ≥ ++。

2)肾小管性蛋白尿:因炎症、中毒导致肾小管损害,但肾小球滤过膜尚正常,以致肾小球滤过的小分子量蛋白不能被近曲小管充分回收而产生的蛋白尿,以 β_2- 微球蛋白、α_1- 微球蛋白等小分子蛋白质为主。常见于肾盂肾炎、间质性肾炎、肾小管重金属损害及药物损害等,定性多 $\leqslant$ ++。

3)混合性蛋白尿:肾小球、肾小管同时受损出现的蛋白尿称混合性蛋白尿,尿中大、中、小分子蛋白同时出现,蛋白量与肾病程度明显相关,多见于慢性肾病,如慢性肾盂肾炎、肾病综合征、系统性红斑狼疮等。

4)溢出性蛋白尿:肾小球滤过及肾小管重吸收均正常,但由于血中有多量异常小分子、特殊形式的蛋白质如免疫球蛋白轻链、血红蛋白、肌红蛋白等,可经肾小球滤出,超过肾小管的重吸收能力而产生的蛋白尿,称为溢出性蛋白尿,如本周蛋白尿、血红蛋白尿等。

2. 尿微量白蛋白　尿微量白蛋白增高为糖尿病、高血压等全身性疾病早期肾损伤的敏感指标。详见第三章。

3. 尿特殊蛋白测定　尿特殊蛋白测定包括本周蛋白、尿血红蛋白和尿肌红蛋白。

本周蛋白(BJP):又称凝 - 溶蛋白,其本质是免疫球蛋白的轻链,分 κ、λ 两型,单体分子量小,易通过肾小球滤过。当血浆中免疫球蛋白的轻链大量增加时,它们从肾小球滤过进入原尿中,当超出肾小管重吸收的阈值时,即形成本周蛋白尿。

【参考区间】

尿本周蛋白:阴性

【异常结果解读】

阳性主要见于:35%~65% 的多发性骨髓瘤和 20% 的巨球蛋白血症患者。

尿血红蛋白:当红细胞在自身的血管内破坏增多时,红细胞内的血红蛋白大量出现在血浆中,血液流经肾脏,小分子的血红蛋白可通过肾小球滤过,并形成血红蛋白尿,尿呈浓茶色或酱油样色。

【参考区间】

尿血红蛋白:阴性

【异常结果解读】

尿血红蛋白试验阳性:常见于血型不合的输血、严重烧伤、恶性疟疾及遗传性或继发性溶血性贫血,如蚕豆病、阵发性睡眠性血红蛋白尿症等。

尿肌红蛋白:肌红蛋白是与血红蛋白相类似的一种色素蛋白,正常人骨骼肌、心肌等组织中含量丰富,当发生肌肉损伤及代谢紊乱时,可大量释放进入血液。肌红蛋白分子量小,可通过肾小球滤过形成肌红蛋白尿。

【参考区间】

随机新鲜尿,定性:阴性;定量:<4mg/L

【异常结果解读】

阳性常见于:急性重症肌肉挤压伤、电击伤、多发性肌炎、心肌梗死等。

(三)尿糖检验

尿糖检查主要是测定尿液中的葡萄糖。葡萄糖的分子小,可自由从肾小球滤过,进入原尿。但生理情况下,绝大部分尿葡萄糖均在近端肾小管被重吸收,仅有微量随尿排出。当血液葡萄糖浓度升高,超出肾小管重吸收阈值,或肾小管受到损伤,重吸收阈值下降,则尿中可检测到葡萄糖,尿糖呈阳性。

【参考区间】

定性试验:阴性;定量试验:<2.78mmol/24h 尿

【异常结果解读】

(1)血糖增高性糖尿:常见于糖尿病,是糖尿病的诊断依据之一。尿糖的含量受到饮食的影响,波动范围大,与病情平行。某些内分泌疾病,如库欣病、甲状腺功能亢进、肢端肥大症、嗜铬细胞瘤等也可见尿糖阳性。

(2)血糖正常性糖尿:血糖含量正常,但由于肾糖阈值下降,近曲小管对葡萄糖重吸收能力下降,出现糖尿,又称肾性糖尿。常见于遗传性家族性糖尿病、慢性肾小球肾炎、肾间质性疾病及药物所致肾损伤等。

(3)暂时性糖尿：如大量进食甜点或输入大量葡萄糖时发生的糖尿；部分中、晚期孕妇发生的妊娠性糖尿；使用糖皮质激素、茶碱、咖啡因等发生的药物性糖尿等。

(四)尿酮体

见第六章。

(五)尿沉渣检验

尿沉渣检测是将尿液进行离心后对沉淀物中的有形成分(细胞、管型等)进行测定,是一种简单、无创、有价值的检查手段。主要用来检查肾实质性疾病,可为疾病的活动性和严重性提供线索。

取新鲜混匀的尿液约 10mL 置于离心管内,以每分钟 2 000 转的转速,离心沉淀 5 分钟,弃去上清液,约剩 0.5mL 沉渣,倾于玻片上覆以盖玻片后镜检。先用低倍镜将涂片全面观察一遍,寻找有无细胞、管型及结晶体,以免遗漏有意义的物体,再用高倍镜仔细辨认,并进行计数。

【标本收集】

随机尿或晨尿。

【参考区间】

离心沉淀后：红细胞 <3 个 /HPF

白细胞：0~5 个 /HPF

上皮细胞：少许 /HPF

【异常结果解读】

(1)红细胞：每高倍视野 >3 个,而尿外观无血色者,为显微镜血尿。不同来源的红细胞可出现不同形态,肾小球性血尿,红细胞出现多形性。肾以下部位出血时红细胞形态常正常。常见血尿的原因有急性肾小球肾炎、慢性肾炎、急性肾盂肾炎、泌尿系结石、结核、肿瘤、外伤等。

(2)白细胞：尿中白细胞多为炎症感染时出现的中性粒细胞,已发生退行性改变,形态不规则,结构模糊,又称脓细胞,常见于急、慢性肾盂肾炎、膀胱炎等泌尿道感染。

（3）上皮细胞：正常人尿中可出现少量扁平上皮细胞和移行上皮细胞，通常无临床意义。肾小球肾炎、肾小管损伤等肾实质性病变时可出现多量肾小管上皮细胞。

（4）管型：管型是尿中具有重要临床意义的有机物有形成分。管型是由 T-H 糖蛋白、血浆白蛋白、肾小管分泌物、变性的肾小管上皮细胞等成分聚集于肾小管集合管中形成的圆柱体物质。

1）透明管型：主要由 T-H 糖蛋白构成，含少量白蛋白，很少有颗粒的管型。正常人尿中偶见，剧烈运动、发热、麻醉时一过性出现。急性肾小球肾炎早期及恢复期常见，急性肾盂肾炎、充血性心功能不全时可见。

2）颗粒管型：由肾实质性病变的变性细胞分解产物和多量蛋白质形成的有较多颗粒的管型。根据颗粒大小可分为细颗粒管型和粗颗粒管型。常见于急性肾小球肾炎、慢性肾小球肾炎及某些药物中毒引起的肾小管损伤。

3）脂肪管型：管型内含有多量脂肪颗粒，常见于肾病综合征及慢性肾小球肾炎的肾病期。

4）蜡样管型：因管型长期滞留于肾小管而成，提示有肾单位阻滞，与少尿、无尿有关。在慢性肾小球肾炎晚期、肾功能衰竭及淀粉样变时出现，提示预后不良。

5）肾衰竭管型：又称宽大管型，由损坏的肾小管上皮细胞碎裂后在明显扩大的集合管中凝聚而成，在慢性肾炎、肾功能衰竭时出现。

6）细胞管型：管型内含有各种细胞及细胞碎片等物质。其所含细胞的数量超过管型体积的 1/3 时，称作细胞管型，常见的有：①红细胞管型，见于急性肾小球肾炎、慢性肾炎急性发作、急性肾小管坏死、肾移植术后排斥反应及肾梗死、肾静脉血栓形成等。②白细胞管型，提示肾脏炎性反应，如肾盂肾炎、间质性肾炎等。③上皮细胞管型，表示肾脏有肾小管退化性病变，如肾病综合征、肾小管重金属中毒、肾移植术后排斥反应等。

（六）尿液自动化分析仪检查指标的应用

近年来，尿液检查广泛应用半自动、全自动分析仪，采用干化学分析技术,用预固定各种试剂块的试纸条,与尿中相应物质发生化学反应而显色,通过尿液分析仪扫描来检测尿中相关成分。11 联试条检测的主要项目包括尿 pH 值、比密、蛋白、葡萄糖、酮体、隐血、胆红素、尿胆原、亚硝酸盐、白细胞及维生素 C 等指标(表 18-1)。自动分析仪能迅速准确地为临床提供定量或半定量检测结果。但对有些指标的检测也存在一定的局限性,以下是尿液分析仪检测指标结果的说明:

表 18-1 尿 11 联试条检测项目和参考范围

分析项目英文名和缩写	分析项目中文名	参考范围
pH	尿酸碱度	5.0~8.0
specific gravity(SG)	尿比密	1.015~1.025
protein(PRO)	蛋白质	阴性
glucose(GLU)	葡萄糖	阴性
occult blood(OB)	隐血	阴性
bilirubin(BIL)	胆红素	阴性
urobilinogen(URO)	尿胆原	阴性或弱阳性
nitrite(NIT)	亚硝酸盐	阴性
ketone bodies(KET)	尿酮体	阴性
WBC(LEU)	尿白细胞	阴性(<5 个 /HPF)
Vit C	维生素 C	阴性

1. 尿 pH 值　反映体内酸碱代谢平衡。

2. 尿比密(SG)　本法仅供初筛用。

3. 蛋白质(PRO)　能报告从 +~++++(200~5 000mg/L)的蛋白质,但试带主要与白蛋白起反应,所以在重症肾小球肾炎、尿中出现多量大分子蛋白时,常呈弱阳性,应采用磺柳酸法或醋酸加热法来检测。

4. 葡萄糖(GLU)　本方法特异性、灵敏性都较高。

5. 隐血(OB)　本方法能检出尿中血红蛋白、肌红蛋白,当血红蛋白达 150μg/L 及红细胞为 5~10 个 /μL 时,可出现阳性。但少数化学纸条灵敏性过高,正常尿中会出现假阳性;尿中含有不耐热酶及菌尿也可呈假阳性。若尿中含有大量维生素 C,可致假阴性。

6. 胆红素(BIL) 可检测含量为 ≥ 5mg/L 的胆红素,尿中含有多量维生素 C 时,可减弱阳性反应。

7. 尿胆原(URO) 可检测 2~10mg/L 含量的尿胆原,不受尿中胆红素含量的影响。

8. 亚硝酸盐(NIT) 用于泌尿道感染的筛选试验。凡能将尿中蛋白质代谢产物硝酸盐还原为亚硝酸盐的细菌,如大肠埃希菌、变形杆菌、产气杆菌、铜绿假单胞菌等泌尿道感染常见菌种,均含硝酸盐还原酶,可将尿中的硝酸盐还原为亚硝酸盐,本试验为阳性。但有少数泌尿系统感染的细菌不具备还原硝酸盐的能力,如不动杆菌等非发酵菌,或细菌在膀胱中停留时间过短,本试验呈阴性。因此阴性反应不能完全排除泌尿系感染,应根据临床表现做进一步检查。

9. 尿酮体(KET) 本法对乙酰乙酸的敏感性为 50~100mg/L,对丙酮为 400~700mg/L,不与 β- 羟丁酸起反应。故在观察病情时应注意酮体成分与检验结果之间的关系。

10. 尿白细胞(LEU) 利用中性粒细胞特有的酯酶,水解试剂中含色原的酯类,释放出色原与重氮盐,形成呈色的缩合物,故严格讲仅能检测出中性粒细胞。本法测定中性粒细胞的敏感性为 15 个 /μL,不与淋巴细胞起反应,故在观察病情时应予以注意。

11. 维生素 C(Vit C) 在酸性环境中维生素 C 具有还原性,可对葡萄糖、胆红素、尿胆原、白细胞、隐血、亚硝酸盐等检测项目构成干扰,影响检测结果的准确性。因此在这里检测维生素 C 的主要目的是质控。

二、粪便检验

粪便是消化器官排泄的废物,其主要成分为食物残渣、消化道分泌物、黏膜脱落物、无机盐、肠道细菌和水分等。当消化系统有病变时,可影响粪便的颜色、性状和组成,从而间接判断胃、肠、胰腺、肝胆系统有无炎症、出血、寄生虫感染、肿瘤等情况。

（一）粪便一般检测

【标本采集】

（1）取适量大便于清洁干燥的防水容器内,切勿混入尿液或其他杂物。

（2）送检标本力求新鲜,粪便中黏液或脓血应首先挑取送检。

（3）隐血检查应素食 3 天,禁肉食和含动物血制品,并禁服铁剂及维生素 C 等。

（4）检查阿米巴滋养体时,应在收集标本后 30 分钟内送检并保温。

【参考区间】

（1）正常粪便为棕黄色,柱状软便。

（2）无红细胞。

（3）无寄生虫卵。

【异常结果解读】

（1）粪便的异常颜色、性状与常见疾病的关系,见表 18-2。

表 18-2　粪便的异常颜色、性状的临床意义

颜色和性状	常见疾病
淡黄色	胆红素未氧化及脂肪不消化
绿色	婴幼儿腹泻大便
灰白色	胆道梗阻性疾病,钡餐造影剂
果酱色	急性溶组织阿米巴痢疾
红色	消化道下部出血
柏油色	消化道上部出血
黏液便	肠炎、痢疾
脓血便	细菌性痢疾,溃疡性结肠炎,结肠或直肠癌
水样便	消化不良、急性肠胃炎
米泔样便	霍乱

(2)粪便有形成分的检出与常见疾病关系,见表 18-3。

表 18-3　粪便异常成分显微镜检查的临床意义

异常成分	常见疾病
红细胞	肠道下部出血(直肠息肉、肛门附近的炎症、痔疮或肿瘤)
白细胞(脓细胞)	细菌性痢疾、溃疡性结肠炎、出血性肠炎
嗜酸性粒细胞	多见于肠道过敏患者,常与夏科-雷登结晶同时出现
巨噬细胞	细菌性痢疾、溃疡性结肠炎、急性出血性肠炎
寄生虫卵	肠道寄生虫病
食物残渣	出现大量食物残渣提示消化不良
夏科-雷登结晶	肠道溃疡、过敏性腹泻与钩虫病患者的粪便中可见

(3)臭味:正常的粪便有一定的臭味,主要由细菌作用的产物吲哚、硫化氢等引起。阿米巴性肠炎的粪便为鱼腥臭味,结肠癌溃烂、消化道大出血等可为恶臭味。

(4)寄生虫检验:正常大便中无寄生虫卵。当有寄生虫感染时,粪便可见钩虫、蛔虫、蛲虫、华支睾吸虫等相应的寄生虫卵,主要通过集卵法或直接涂片法用显微镜来检验。

(5)细菌学检验:肠道致病菌的检查主要靠培养、分离与鉴定。但有时也可作直接涂片显微镜检查。主要用来检查霍乱弧菌,以悬滴法观察其特有形态及运动形式。

(二)粪便隐血试验

粪便隐血试验(FOBT)是消化道出血的一种筛查方法,主要用于检测肉眼看不见的少量出血。当消化道有少量出血时,红细胞在胃肠道中被消化液破坏,释放出血红蛋白,测定粪便中血红蛋白的试验即为隐血试验(OB)。当消化道有出血时,粪便隐血试验可呈阳性。

粪便隐血试验主要有化学法和免疫法两种。化学法(联苯胺法、匹拉米酮法等),方法简单,灵敏性高,但特异性差,饮食中含有动物的血、肉、肝等食物时,也可出现阳性(假阳性)。

现在实验室使用的检测方法大多为免疫法粪便隐血试验(FIT),该方法是专门针对人血红蛋白的,不受动物血制品的影响,因此特异性比较好。

【参考区间】

化学法:阴性

免疫法:阴性

【异常结果解读】

粪便隐血试验阳性,常见于胃、十二指肠溃疡,钩虫病,溃疡性结肠炎,结肠息肉,胃癌,结肠癌等。我国目前将粪便隐血试验推荐为结直肠癌的初筛方法,已被广泛应用,连续三次阳性者须作进一步检查。隐血试验虽无特异性,但方法简便易行,为结肠癌的早期发现提供线索。

(三) 粪便转铁蛋白检测

转铁蛋白(Tf)是血液中的含铁蛋白质,只有在上消化道出血时,血液中的转铁蛋白才会漏入到消化道。

消化道出血后,红细胞在胃肠道中被消化液破坏,释放出血红蛋白,但血红蛋白会受到肠道内细菌和消化酶的作用而变性,导致其抗原性降低,使免疫法粪便隐血试验(FIT)出现假阴性。而转铁蛋白在肠道内比较稳定,不易被破坏,检测到的阳性率较高,是粪便隐血试验的一个补充。

【参考区间】

胶体金法:阴性

【异常结果解读】

粪便转铁蛋白检测的临床意义与粪便隐血试验相同。但两者联合检测可以提高阳性率,减少假阴性,达到优势互补的作用。

(四) 粪钙卫蛋白检测

钙卫蛋白(calprotectin)来源于中性粒细胞和巨噬细胞,在许多炎症情况下可升高。它广泛存在于血浆、尿液、粪便、脑脊液、唾液中,可作为急性炎性细胞活化的标志物。粪便中钙卫蛋白(FC)的性质稳定,含量比血浆钙卫蛋白高几倍,是评价肠道炎症的良好生物标记物。

【参考区间】

胶体金法：<15μg/g

【异常结果解读】

(1)粪便钙卫蛋白>60μg/g,可作为炎症性肠病的辅助诊断指标,也是与肠易激综合征的鉴别诊断指标。

(2)有文献报道,结直肠癌患者粪便钙卫蛋白可出现阳性,因此认为粪便钙卫蛋白升高是结直肠癌的风险指标之一。

(五) 粪乳铁蛋白检测

乳铁蛋白(lactoferrin),是一种与铁结合的糖蛋白,广泛存在于乳汁、唾液等外分泌液中。乳铁蛋白除了参与机体铁代谢外,还具有抗菌作用,在中性粒细胞释放的颗粒中就含有乳铁蛋白质。在肠道炎症期间,肠黏膜有大量的白细胞浸润,导致粪便中乳铁蛋白(FLA)浓度增高。

2013年《成人急性感染性腹泻诊疗专家共识》指出,乳铁蛋白是中性粒细胞颗粒中具有杀菌活性的单体糖蛋白,其在粪便中含量升高,提示结肠炎性反应。可用于肠道炎性病变与功能性肠病的鉴别诊断。

【参考区间】

荧光免疫层析法：<10μg/g

【异常结果解读】

(1)粪便乳铁蛋白升高,常见于肠道炎症相关性疾病,反映肠道内存在炎症。见于感染性肠炎、溃疡性结肠炎、克罗恩病等。

(2)由于溃疡性结肠炎、克罗恩病被认为是结肠癌的癌前病变,《中国结直肠癌筛查与早诊早治指南》(2020,北京)指出,炎症性肠病患者的结直肠癌的发病风险是一般人群的1.7倍,因此可以认为粪便乳铁蛋白和粪便钙卫蛋白也是结肠癌的风险指标。具体情况还要由医生结合病史和体征进行解释。

（六）粪便幽门螺杆菌抗原检测

粪便幽门螺杆菌抗原（HP-SA）检验的敏感性和特异性达到95%，可用于筛查、诊断及疗效评价（详见第四章）。

三、生殖系统分泌物检验

（一）阴道分泌物（白带）

阴道分泌物为女性生殖系统分泌的液体，俗称白带。正常健康妇女的阴道分泌物呈酸性，pH 值在 4~4.5 之间，具有自净作用。当机体防御机制遭到破坏后，会导致阴道炎等病变。

1. 一般性状　正常阴道分泌物为无色稀糊状，一般无气味，量多少不等，与雌激素水平高低有关。近排卵期白带量多，稀薄；排卵期 2~3 天后白带量少、混浊、黏稠，行经前量又增加，妊娠期白带量较多。

【标本采集】

由妇科医师用棉签采集白带后，均匀涂抹在专用的玻片上。

【异常结果解读】

白带异常可表现为色、质、量的改变。

（1）大量无色透明黏性白带：常见于应用雌激素药物后及卵巢颗粒细胞瘤。

（2）脓性白带：黄色或黄绿色有臭味，多由滴虫或化脓性细菌感染引起；泡沫状脓性白带常见于滴虫性阴道炎；其他脓性白带见于慢性宫颈炎、老年性阴道炎、子宫内膜炎、阴道异物等。

（3）豆腐渣样白带：为真菌阴道炎所特有，常伴有外阴瘙痒。

（4）血性白带：内混有血液，血量多少不等，有特殊臭味。对这类白带应警惕恶性肿瘤的可能。

（5）黄色水样白带：由病变组织变性、坏死所致。常发生于子宫黏膜下肌瘤、宫颈癌、子宫体癌等。

2. 清洁度检测　根据阴道分泌物中上皮细胞、白细胞、阴道正常菌群(阴道杆菌)与病原菌的多少,可将阴道清洁度划分为四度。

【参考区间】

Ⅰ、Ⅱ度为正常

【异常结果解读】

阴道分泌物在炎症感染时,清洁度发生改变,见表18-4。

表18-4 阴道分泌物清洁度分级

清洁度	阴道杆菌	球菌	上皮细胞	脓细胞或白细胞
Ⅰ	++++	–	++++	0~5 个 /HPF
Ⅱ	++	–	++	5~15 个 /HPF
Ⅲ	–	++	–	15~30 个 /HPF
Ⅳ	–	++++	–	>30 个 /HPF

其中Ⅰ~Ⅱ为正常。Ⅲ~Ⅳ为异常,大多可能为阴道炎,同时常可发现病原菌、霉菌、阴道滴虫等,作清洁度检查时应同时作滴虫、霉菌检查。

3. 寄生虫检测 一般用盐水涂片检查,有无阴道滴虫感染。

【参考区间】

显微镜检查法:阴性

【异常结果解读】

(1)滴虫性阴道炎,是妇科常见病,阴道分泌物呈泡沫状脓性。用盐水涂片进行显微镜检查时,可见波动状或螺旋状运动的阴道毛滴虫。

(2)溶组织变形虫感染,少见,在阴道、宫颈等处的溃疡面,刮取标本检查。

4. 细菌检测 阴道正常菌群主要有阴道杆菌、乳酸杆菌等。

【异常结果解读】

(1)淋病奈瑟菌(淋球菌):是引起淋病的病原体,可以通过白带涂片显微镜检查、细菌培养或进行血清学检查来协助诊断。淋病是性传播疾病之一。

(2)真菌性阴道炎:常见的真菌感染有白色假丝酵母菌(白念珠

菌)、阴道纤毛菌、放线菌等,可以通过白带涂片,革兰氏染色后显微镜检查来发现。

(二) 宫颈刮片

宫颈刮片(cervical scraping smear)也就是巴氏涂片,是指从子宫颈部取少量的细胞样品,涂于玻璃片上,然后进行染色,在显微镜下观察,检查是否有异常细胞和癌细胞,这是目前广泛用于筛查早期宫颈癌最简便有效的方法。

由于宫颈刮片获得的宫颈细胞少,涂片厚薄不均,涂片上的一些黏液、红细胞、白细胞及脱落细胞等会重叠在一起,影响正确阅片和诊断,阳性率在 60% 左右。

【标本采集】

由妇科医师进行,在充分暴露子宫颈后,将刮片在子宫颈外口处旋转一周,轻轻刮取该处的黏膜细胞及分泌物。然后将刮取物均匀地涂在玻片上,用 95% 乙醇固定,巴氏染色后用显微镜检查。这种方法不会引起宫颈损伤和疼痛。

为了提高宫颈刮片的诊断率,检查应注意以下几个问题:

(1)刮片前 24 小时内,被检查者应避免性生活。

(2)检查应安排在非月经期进行。

(3)若白带过多,应先用无菌棉签轻轻抹干净黏液再做刮片。

【参考区间】

阴性~巴氏 I 级

【异常结果解读】

宫颈刮片主要用于宫颈癌的筛查,巴氏分类法分 5 级:

巴氏 I 级:正常涂片中没有不正常的细胞。

巴氏 II 级:炎症,涂片中个别炎症细胞有核异形改变。

巴氏 III 级:涂片中的可疑癌细胞有核异质改变,但不能肯定,需要进一步随诊检查确诊。

巴氏 IV 级:涂片中有高度怀疑是恶性的细胞。

巴氏 V 级:涂片中有癌细胞,可肯定是癌症。

（三）液基薄层细胞学检验

液基薄层细胞学检验（TCT）是一种崭新的宫颈细胞学涂片技术。TCT 检测宫颈细胞并进行 TBS 细胞学分类诊断，与传统的宫颈刮片检查相比，明显提高了宫颈癌细胞的检出率。

TCT 检查主要用于宫颈癌的筛查，同时还能发现癌前病变，达到早期诊断，早期治疗的目的，检出率达 95% 以上。

【标本采集】

由妇科医师进行，在充分暴露子宫颈后，用宫颈刷在宫颈外口及宫颈管内同方向旋转 3~5 圈，收集宫颈脱落细胞，迅速将刷头置入细胞保存液中搅拌、洗净细刷上的细胞，然后送检。经液基薄层制片机制成薄层涂片，用 95% 乙醇固定，经巴氏染色、封片，在显微镜下阅片，按 TBS 细胞学分类法作出诊断报告。该方法明显提高了标本的满意度及宫颈异常细胞的检出率。

【参考区间】

阴性（无上皮内病变细胞）

【异常结果解读】

根据 TBS 细胞学分类，医学上将子宫颈上皮非典型增生至原位癌这一系列癌前病变的连续过程统称为 CIN，即宫颈上皮内瘤变。根据非典型增生的程度和范围，将 CIN 分为 I、II、III 级。

CIN I 级（轻度非典型增生）：异型细胞局限于上皮层的下 1/3 区，细胞核增大，核质比例略大，核染色稍加深，核分裂象少，细胞极性正常。CIN I 级约 60% 会自然消退，若细胞学检查为低度鳞状上皮内病变（LSIL），需门诊随访。

CIN II 级（中度非典型增生）：异型细胞占上皮层的 1/2~2/3 区，细胞核明显增大，核质比例增大，核染色加深，核分裂象较多，细胞极性尚存。CIN II 级属于高度鳞状上皮内病变（HSIL），应尽早去医院诊治。

CIN III 级（重度非典型增生及原位癌）：异型细胞超过上皮层 2/3 者为重度非典型增生；达全层者为原位癌；异型细胞较 CIN II 级明显增多，核型不规则，核染色较深，核分裂象多见，原位癌可出现病理性核分裂象。被检者如是 CIN Ⅲ 级,应及时去医院诊治。

(四) 前列腺液检验

【标本收集】

检测前 3 天内避免性生活,通过前列腺按摩收集前列腺液。

【参考区间】

正常前列腺液的一般性状和参考范围见表 18-5。

表 18-5　正常前列腺液一般性状和参考范围

检验项目	参考范围
颜色	淡乳白色
性状	稀薄液体,半透明
pH 值	6.3~6.5
红细胞	<5 个 /HPF
白细胞	<10 个 /HPF
卵磷脂小体	多量或满布视野
细菌	阴性

【结果解读】

前列腺液可通过按摩前列腺而获得,前列腺液检查常用于前列腺炎、前列腺增生和前列腺肿瘤等疾病的辅助诊断及疗效观察等,也可用于性病检查。

(1)前列腺液显微镜检查

1)卵磷脂小体:正常前列腺液中含有多量卵磷脂小体,呈圆形或卵圆形,折光性强,均匀分布。前列腺炎时卵磷脂小体减少,分布不均,有成簇现象。

2)红细胞和白细胞:前列腺液的细胞成分包括红细胞、白细胞及上皮细胞。正常前列腺液中,红细胞 <5 个 /HPF,白细胞 <10 个 /HPF,细胞散在。前列腺炎时,可见成堆白细胞,白细胞 >10 个 /HPF 或成堆出现时,可诊断为慢性前列腺炎。红细胞大量出现,提示可能有精囊炎、前列腺结核或前列腺癌等。

3）前列腺颗粒细胞：可能是吞噬了卵磷脂颗粒的巨噬细胞，正常前列腺液中此种细胞不超过 1 个 /HPF，前列腺炎时可有前列腺颗粒细胞增多，并伴大量脓细胞出现，部分老年人前列腺液中也见增多。

4）癌细胞：前列腺癌患者的前列腺液中可见体积大的畸形细胞和癌细胞。

（2）前列腺液细菌学检查：前列腺液涂片检查细菌，阳性率一般 <50%，且不易确定细菌种属，因此有必要做细菌培养和药敏试验以提高检出率。前列腺液细菌培养可检出各种细菌，常见的有葡萄球菌、链球菌、大肠埃希菌和淋病奈瑟菌等。

（五）前列腺小体外泄蛋白

前列腺小体外泄蛋白（PSEP）是前列腺小体（prostasomes）在特定的情况下分泌出来并进入尿道，与尿液汇合后排出体外。

前列腺小体蛋白有抑制病毒活性及抗菌的作用。慢性前列腺炎发生时，前列腺上皮细胞的细胞膜通透性增加，前列腺小体和 PSEP 的水平升高。

【参考区间】

酶联免疫法：≤ 1.2ng/mL（晨尿）

【异常结果解读】

升高：可作为慢性前列腺炎的辅助诊断指标。

第十九章
基因与疾病

现代医学研究证明,人类所有的疾病几乎都直接或间接地与基因有关。在生活中,人们每天都受到物理、化学、生物、有毒有害物质的影响,为什么有的人得病,有的人不得病? 有的人抽烟得肺癌,有的人不得肺癌? 现在认为这可能与遗传基因背景差异有关。

遗传基因的差异是疾病发生发展过程中内因的物质基础。每个人有近 3 万个基因,储存着人们生、老、病、死的全部生命信息,目前已经找到上千种与疾病相关的致病基因或易感基因,但基因检查目前还不能包测百病。人类基因组计划研究的目的就是要读懂每个基因的功能,了解基因与疾病的关系,认识疾病产生的机制,以及长寿、衰老等人类最基本的生命现象。那么某种疾病到底和哪些基因有关,我们现在知道的还很少,但这是医学研究的热点,人们对基因与疾病关系的研究还有很漫长的路要走。

人类基因病可分为单基因遗传病和多基因遗传病。由一种基因异常引起的疾病,称为单基因病,如血友病、血红蛋白病、红绿色盲、进行性肌营养不良等;由多个基因共同作用引起的疾病,称为多基因病,包括大多数的常见病,如高血压、冠心病、糖尿病、肿瘤和自身免疫性疾病等。

一、基因与遗传性疾病

(一) 血友病

血友病是一组遗传性凝血因子Ⅷ和Ⅸ基因异常,导致凝血活酶生成障碍而引起的出血性疾病,包括血友病 A 和血友病 B,其中以血友病 A 最常见,约占 85%。血友病的特点是有阳性家族史,自幼发病,轻度外伤后出血不止,形成血肿和关节出血等。

【基因检测】

基因探针、DNA印迹技术、PCR基因测序等方法。

血友病A:凝血因子Ⅷ基因定位在Xq28

血友病B:凝血因子Ⅸ基因定位在Xq26.3-27.2

【解读】

血友病基因定位在性染色体X的长臂上,是一种X连锁的隐性遗传性疾病,如果母亲携带有血友病凝血因子Ⅷ缺陷基因,理论上其所生的儿子中有一个是血友病患者,一个是健康者;女儿中一个是携带者,一个是健康者。用基因探针、DNA印迹技术、基因测序等分子诊断技术可做携带者诊断和产前诊断。

(二)亚甲基四氢叶酸还原酶基因与叶酸代谢障碍

叶酸(folic acid)是具有生物活性的B族维生素,为核酸代谢、细胞分裂和生长繁殖的必需物质。叶酸缺乏会导致胎儿神经管畸形、成人巨幼红细胞贫血、高同型半胱氨酸血症等。

亚甲基四氢叶酸还原酶(MTHFR)是叶酸代谢中的关键酶,其调控基因位于1号染色体1p36.3位置,MTHFR第677位点存在3种基因型:CC型、CT型、TT型。CC型(为野生型)叶酸代谢功能正常;CT型(为杂合突变型)叶酸代谢能力下降;TT型(为纯合突变型)叶酸代谢力差。MTHFR基因多态性检测,就是对人体叶酸吸收代谢能力的检测,对疾病的防控有重要意义。

【基因多态性分析】

PCR-荧光探针法检测结果的判定见表19-1。

表19-1 PCR-荧光探针法检测结果判定

基因多态性	FAM通道	VIC通道
MTHFR 677 C/C 纯合野生	Ct值≤36	Ct值>36或无Ct值
MTHFR 677 C/T 杂合突变	Ct值≤36	Ct值≤36
MTHFR 677 T/T 纯合突变	Ct值>36或无Ct值	Ct值≤36

注:Ct值是指每个反应管内的荧光信号到达设定的阈值时所经历的循环数。

【解读】

（1）MTHFR 677 CT 和 TT 基因型会导致 MTHFR 酶活性不同程度地下降，引发叶酸代谢障碍，从而引起孕妇叶酸不足，生育神经管畸形（如脑积水、无脑儿、脊柱裂等）、胎儿唇腭裂、先天性心脏病的风险增大。

对 MTHFR 677 基因多态性的检测，可以尽早发现不同个体对叶酸的吸收水平，从而筛查出容易引起叶酸缺乏的高危人群，实现个体化增补叶酸，以减少新生儿出生缺陷风险。

（2）MTHFR 677 TT 纯合子的人群，其血浆同型半胱氨酸浓度显著升高，同型半胱氨酸是一种有害的氨基酸，会损伤血管内皮的细胞壁，容易发生脑卒中、动脉粥样硬化、冠心病、静脉栓塞等疾病。

（三）载脂蛋白 E 基因与阿尔茨海默病和冠心病

阿尔茨海默病（AD），俗称老年痴呆症，是一种起病隐匿、进展缓慢的神经系统退行性疾病。临床上以失忆、失语、失认和人格行为改变等为特征，病因复杂。文献报道，载脂蛋白 E（ApoE）基因多态性与发生散发性（或称迟发型）阿尔茨海默病和动脉硬化、冠心病有关。

ApoE 基因位于第 19 号染色体长臂 13 区 2 带，其同一基因位点存在着 3 个复等位基因 ε2、ε3、ε4，编码产生 3 种 ApoE 蛋白表型，即 E2、E3、E4。

ApoE 基因存在 2 个单核苷酸多态性（SNP）位点，即 388T>C（rs429358）和 526C>T（rs7412），构成 3 种纯合子型（ε2/ε2、ε3/ε3、ε4/ε4）和 3 种杂合子型（ε2/ε3、ε3/ε4、ε2/ε4），ε3/ε3 是最常见的基因型（野生型）。APOE 基因多态性与冠心病、高脂血症、阿尔茨海默病等疾病有着密切关系，其中 ApoEε4 基因型是老年痴呆、冠心病的风险基因。

【基因多态性分析】

PCR- 荧光探针法：ApoE 基因单核苷酸多态性（SNP）位点，

ApoE（rs429358,388T>C）

ApoE（rs7412,526C>T）

构成 3 种单倍型：ε2（388T-526T）、ε3（388T-526C）、ε4（388C-526C）

【解读】

（1）阿尔茨海默病的风险预测　ApoE 基因 ε4 突变型是迟发型老年痴呆病的风险基因，携带 1 个 ε4 等位基因者，患老年痴呆的风险比自然人群增加 3 倍，携带 2 个 ε4（ε4/ε4）等位基因者，得病风险增加到 10 倍。因此早期检测 ApoE 基因，将为预测和预防迟发型老年痴呆病提供帮助。

（2）ApoE 基因多态性还与人体脂质代谢调节有关，如果是 ApoEε4 基因携带者，则其高脂血症、动脉粥样硬化、冠心病、脑梗死等疾病的风险较高。

二、基因与肿瘤

（一）乳腺癌易感基因 1 和乳腺癌易感基因 2

乳腺癌是乳腺导管上皮细胞在各种内因和外因的作用下，细胞异常增生，而发生癌变的疾病，居女性恶性肿瘤的第一位。

早期乳腺癌可无任何自觉症状，疾病中、晚期可出现乳腺肿块，质地硬韧，边界不甚清晰，推之移动性小，乳房部位皮肤呈橘皮状，乳头出现回缩、偏位，乳头溢液或血水，多数无明显疼痛。

遗传性乳腺癌易感基因（BRCA 基因）是抑癌基因，在调节细胞正常生长、DNA 损伤修复等方面起重要作用，一旦 BRCA 基因发生突变，就丧失了抑制肿瘤细胞生长和分裂的功能，最终形成肿瘤。因此 BRCA 基因突变是易患乳腺癌／卵巢癌的危险信号。BRCA1 和 BRCA2 基因的突变位点很多，有几百种，遍布整条基因。

【基因检测】

基因芯片检测，PCR 基因测序法：

BRCA1 定位于 17 号染色体长臂上，17q21

BRCA2 定位于 13 号染色体长臂上，13q12-13

【解读】

乳腺癌有遗传性与非遗传性两种类型，一般在绝经以后发生的单侧乳腺癌常是非遗传性的,而绝经前就发生的乳腺癌则常常是遗传性的。BRCA1 和 BRCA2 是遗传性乳腺癌 / 卵巢癌的易感基因。BRCA1 在第 17 号染色体上,BRCA2 在第 13 号染色体上,属于常染色体显性遗传。女性若获得了 BRCA1 或 BRCA2 突变基因,其患乳腺癌和卵巢癌的风险明显增高,是正常人的 7~8 倍。有乳腺癌家族史的女性(尤其是母亲、姐妹等亲属有乳腺癌者)是高危人群,可考虑进行 BRCA 基因突变检测,有利于乳腺癌高危人群的早期发现。但在中国人群中,BRCA1 和 BRCA2 基因突变携带情况尚不清楚,一般认为低于美国和欧洲国家。有关中国妇女乳腺癌比较明确的易感基因至今未见报道,还有待努力去探索。

(二)甲基化 Septin9 基因与大肠癌

大肠癌包括结肠癌和直肠癌,其发病呈现出城市高于农村,男性高于女性,老年人高发的特征,是我国第三大恶性肿瘤。Septin9 基因甲基化是大肠癌早期发生、发展过程中的特异性分子标志物。体外定性检测人外周血血浆中 Septin9 基因的甲基化程度,可有效地提高大肠癌风险的检出率。

Septin9 是一种抑癌基因,属于 Septin 基因家族,定位于染色体 17q25.3。

Septin9 基因的启动子区域 CpG 岛的胞嘧啶发生甲基化,将导致抑癌基因表达受阻,对细胞凋亡、DNA 修复失去控制,导致癌症的发生。

【基因检测】

PCR 荧光探针法:Ct 值 >41 或无 Ct 值为阴性

【解读】

Septin9 的 Ct 值 ≤ 41.0 时,Septin9 基因甲基化的检测结果为阳性。阳性结果与大肠癌的发生密切相关,敏感性为 76%,特异性为 93%。部分结肠息肉、结肠腺瘤也可见 Septin9 基因甲基化阳性。

慢性胃炎、食管炎、肺癌、乳腺癌、前列腺癌等也可检测到有 Septin9 基因甲基化阳性。

40 岁以上的人群,大肠癌发病会随着年龄的递增而升高。有大肠癌家族史的人群,有结肠息肉病史的人群,长期吸烟、饮酒的人群,有炎症性肠病的患者,饮食习惯不良者(如高蛋白、低纤维素饮食),容易发生大肠癌。

(三) K-ras 基因与结直肠癌个体化治疗

临床上,有时会碰到不同的患者对相同剂量的同一种药物有不同的反应,药物的疗效与毒副作用也不同,如药物性耳聋患者,遇到常规剂量或单次剂量的庆大霉素、卡那霉素等氨基糖苷类抗生素,就会对听力造成无法挽回的损伤,引起耳聋。这是由于患者的遗传基因不同造成的。

在肿瘤的治疗中,我国卫健委发布的《中国结直肠癌诊疗规范(2023 版)》指出,结直肠癌患者应检测 K-ras 基因,只有 K-ras 野生型患者才建议接受靶向药物治疗。

K-ras 基因位于 12 号染色体短臂上(12p12.1),突变型 K-ras 基因不受上游表皮生长因子受体(EGFR)基因的调节和影响,始终处于激活状态,肿瘤不断增大。而野生型 K-ras 基因受上游 EGFR 信号的调节,当使用 EGFR 单抗(如西妥昔单抗)治疗时,药物通过选择性地抑制表皮生长因子受体酪氨酸激酶,阻断肿瘤细胞的信号转导,从而抑制肿瘤细胞的增生、侵袭和转移。这是 EGFR 抑制剂治疗有效的理论基础。

【基因检测】

基因探针法,PCR-TaqMan 技术:K-ras 基因分析

【解读】

K-ras 基因检测是为了筛选靶向药物治疗有效的患者,帮助医生制定最有效的治疗方案。

对于 K-ras 野生型结肠癌患者,推荐使用西妥昔单抗联合化疗,这比单纯化疗效果好。因此专家们推荐在决定是否使用西妥昔单抗治疗之前,先取肿瘤组织(原发肿瘤组织或转移肿瘤组织)进行基因突变检测,若是 K-ras 突变型的结肠癌患者,则不推荐使用西妥昔单抗治疗。

三、基因与肿瘤的综合解读

肿瘤是遗传基因和环境因素共同作用的结果。每个人的身体里都有癌基因和抑癌基因,这两类基因相互制约,维持着人体细胞生长正负调节信号的相对稳定。当癌基因激活或表达失控,导致细胞生长和分化发生异常,使细胞恶变而形成肿瘤;或抑癌基因失活,控制细胞有序再生的基因受到损伤,使细胞不受控制地生长,也可产生肿瘤。通过检测人体的肿瘤易感基因,及时了解自己的基因信息,采取针对性的预防措施,改变自己的生活环境及生活习惯,避免有害因素的侵袭,并定期体检,可以延缓或避免肿瘤的发生。

(一) 有肿瘤易感基因就会得肿瘤吗?

肿瘤易感基因不等于致病基因,肿瘤基因检测报告是以患病的高、低风险来表示的。检测结果为高风险者,仅表示这类人群属于高危人群,在各种有毒有害环境因素的影响下,比正常人群更容易患上肿瘤,并不表示他一定会得肿瘤。如果检测结果是低风险,仅表示他对某肿瘤的易感性低,并不代表他一定不会得肿瘤,他在日常生活中,仍需注意外界有害因素的影响,例如他的检测结果是肺癌低风险,并不代表他随意抽烟也不会得肺癌,仍须建立健康的生活方式。

(二) 基因检测对预防肿瘤有帮助吗?

回答是有帮助的。绝大部分肿瘤是遗传的缺陷基因与环境因素共同作用的结果,通过基因检测可以了解自己是否有家族的遗传性缺陷基因,风险有多大,以便及早预防。典型的例子就是 1975 年出生的好莱坞明星安吉丽娜·朱莉,她的母亲于 2007 年死于卵巢癌,她的姨妈于 2013 年死于乳腺癌。医生检测出朱莉身上带有一个遗传的缺陷基因 BRCA1,具有很大的可能患乳腺癌和卵巢癌,为了预防这一可能的风险,2013 年她接受了复杂的双侧乳腺切除手术,目前,她患乳腺癌的概率已经从 87% 下降到 5%。其实有乳腺癌风险基因的女性并非一定要做这种极端的手术,只要平时注意生活节奏,劳逸结合,少用含雌激素的食物和化妆品,每月月经后的第 7 天自己做乳腺触诊检查,每年做一次乳腺 B 超或钼靶检查,一旦发现有乳腺肿瘤,及时手术切除,同样可达到防治乳腺癌的目的。

遗憾的是,这方面的研究成果还太少,目前能用于肿瘤筛查的基因,文献报道有很多,但真正能用于临床应用的还不多,有待进一步研究。

(三) 有肿瘤易感基因者应注意什么?

当检测出携带某种肿瘤的易感基因时,并不是说他一定会得这种肿瘤,只要采取一些积极的干预措施,就可有效地避免或推迟肿瘤的发生。人们可以据此改变生活环境,调整不良的生活习惯,有针对性地进行医疗保健,变被动治疗为主动预防。

例如有胃癌易感基因者应该少喝酒,少吃辛辣、油炸、腌制和霉变的食物,避免幽门螺杆菌感染,到 40 岁以后要定期体检,必要时做胃镜检查,早期发现是否有萎缩性胃炎或胃息肉等癌前病变,以便早期治疗。

有肝癌易感基因者应避免乙型肝炎病毒和丙型肝炎病毒感染,避免进食黄曲霉毒素污染的食物,不要抽烟、喝酒,40 岁以后要定期体检,每年做一次肝脏 B 超和甲胎蛋白(AFP)检查,以便早期发现是否有小的肝癌并及时手术。

肿瘤的发生涉及许多基因,包括癌基因和抑癌基因,以及基因与基因之间的相互调节等,这方面的研究一直是医学研究的热点,但我们现在只知道了一点点,还有很漫长的路要走。对于每一个人来说,养成良好的生活习惯,避免有毒有害物质的侵袭,是避免和延缓肿瘤发生的好办法,也是养生保健的好办法。

附录一
健康体检注意事项

1. 体检前两天不要进行剧烈运动和重体力劳动。体检前 24 小时内应保持一般饮食,避免过于油腻和高蛋白食物,不要饮酒。晚上八时以后,除可以喝水以外应禁食,不要吃夜宵,以免影响第二天空腹血糖和血脂等指标的检测结果。

2. 体检当天请带上身份证,请勿化妆,以免影响医生对某些疾病的判断。勿穿有金属扣的内衣,勿戴金属饰品,以免影响和干扰 X 线摄片检查的结果。停服药品及保健品,若因病长期服药者,可继续服药,但在体检时应向医生说明。

3. 空腹采血前应静坐休息几分钟,放松心情。采血时一般取坐位,止血带的使用尽量不要超过 1 分钟。有晕针史者请提前说明,出现头晕、眼花等反应时应立即平卧,并即刻告知体检医生,待症状缓解后再进行体检。

采血后需局部按压 3~5 分钟,按压时间应充分,注意不要揉,以免造成皮下血肿。服用阿司匹林者,应按压 5~10 分钟,避免血液渗至皮下造成青淤。

4. 尿液检查请留取中段尿,尿量 20~30mL(半杯),月经期间请勿做尿检。

5. 做妇科 B 超或前列腺 B 超检查者,应憋尿至膀胱充盈后进行。做妇科阴超者不要憋尿。

6. 妊娠女性或准备怀孕的女性,请勿做 X 线检查;未婚者请勿做妇科检查。

附录二
重大疾病筛查的高危人群谱

一、脑卒中筛查的高危人群

1. 高血压。
2. 糖代谢异常。
3. 血脂异常。
4. 心脏病：①心房颤动；②其他心脏病。
5. 无症状性颈动脉粥样硬化。
6. 生活方式：①吸烟；②饮酒；③缺乏锻炼；④肥胖；⑤膳食营养。
7. 偏头痛。
8. 睡眠呼吸障碍。
9. 阿司匹林应用于脑卒中预防。
10. 高同型半胱氨酸血症。

摘录于《中国脑卒中一级防治指导规范（2021 年版）》。

二、肺癌筛查的高危人群

在我国，≥ 45 岁人群肺癌的发病率呈现明显增加的趋势。

高危人群的选择：

年龄 55~74 岁，吸烟量 30 包 /a（如已戒烟，戒烟时间 <15 年）的个体或年龄 45~70 岁且有一项肺癌高危因素也可作为筛查的条件，包括吸烟史、职业致癌物质暴露（如石棉、电离辐射、二氧化硅等）、个人肿瘤史、直系亲属肺癌家族史、慢性肺部疾病史（如慢性阻塞性肺病、肺结核或肺纤维化）、有长期二手烟或环境油烟吸入史等。

摘录于《中华医学会肺癌临床诊疗指南（2019 版）》。

三、胃癌筛查的高危人群

我国胃癌筛查目标人群的定义为年龄 ≥ 40 岁,且符合下列任意一条者,建议其作为胃癌筛查对象人群:①胃癌高发地区人群;②幽门螺杆菌(HP)感染者;③既往患有慢性萎缩性胃炎、胃溃疡、胃息肉、手术后残胃、肥厚性胃炎、恶性贫血等胃的癌前疾病;④胃癌患者一级亲属;⑤存在胃癌其他风险因素(如摄入高盐、腌制饮食、吸烟、重度饮酒等)。

摘录于《中国早期胃癌筛查流程专家共识意见(草案)》(2017年,上海)。

四、肝癌筛查的高危人群

主要包括:具有乙型肝炎病毒感染和 / 或丙型肝炎病毒感染,长期酗酒,非酒精脂肪性肝炎,食用被黄曲霉毒素污染食物,各种原因引起的肝硬化,以及有肝癌家族史等的人群。

尤其是年龄 40 岁以上的男性风险更大。建议高危人群每隔 6个月进行至少一次检查。

摘录于《原发性肝癌诊疗规范(2017 年版)》。

五、结直肠癌筛查的高危人群

筛查对象:40~74 岁的一般人群。

高危人群(符合以下任何一项或以上者):

1. 一级亲属有结直肠癌史。

2. 本人有任何恶性肿瘤病史。

3. 本人有肠道息肉史。

4. 同时具有以下两项及两项以上者:

(1)慢性便秘(近 2 年来便秘,每年在 2 个月以上)。

(2)慢性腹泻(近 2 年来腹泻累计持续超过 3 个月,每次发作持续时间在 1 周以上）。

（3）黏液血便。

（4）不良生活事件史（发生在近 20 年内，并在事件发生后对本人造成较大精神创伤或痛苦）。

（5）慢性阑尾炎或阑尾切除史。

（6）慢性胆道疾病史或胆囊切除史。

摘录于《中国结直肠癌早诊早治专家共识（2020 版）》。

结直肠癌危险因素：结直肠癌家族史、炎症性肠病、红肉和加工肉类摄入、糖尿病、肥胖、吸烟、大量饮酒等。

六、膀胱癌的危险因素

1. 吸烟是最重要的致癌因素，约 1/3 的膀胱癌与吸烟有关。吸烟可使膀胱癌发病的风险增加 2~4 倍。

2. 长期接触工业化学产品如染料、皮革、橡胶、塑料、油漆等，主要致癌物质是联苯胺、P- 萘胺、4- 氨基双联苯等。

3. 膀胱慢性感染与异物长期刺激，如膀胱结石、膀胱憩室、血吸虫感染或长期留置导尿管等。

4. 其他长期大量服用含非那西丁的镇痛药、食物中或由肠道菌作用产生的亚硝酸盐和盆腔放射治疗等。

摘录于《外科学》（第 9 版）。

七、胰腺癌的高危因素及人群

1. 长期大量吸烟为确定的高危因素，戒烟 20 年后其风险可降至同正常人群。

2. 肥胖，体重指数（BMI）>35（kg/m^2），患病风险增加 50%。

3. 慢性胰腺炎，特别是家族性胰腺炎患者。

4. 大于 10 年的糖尿病病史，风险增加 50%。

5. 男性及绝经期后的女性。

6. 家族中有多位直系亲属 50 岁以前患病。

7. 某些遗传综合征患者：Peutz-Jeghers 综合征、家族性非典型多痣及黑素瘤综合征；常染色体隐性共济失调毛细血管扩张症及 BRCA2 基因、PALB2 基因的常染色体显性遗传突变；Lynch 综合征；家族性腺瘤息肉病。

摘录于《内科学》(第 9 版)。

附录三
索 引

英文缩写（英文全称）	中文
α_1-MG（α_1-microglobulin）	α_1- 微球蛋白
α-HBDH（α-hydroxybutyrate dehydro-genase）	α- 羟丁酸脱氢酶
β_2-MG（β_2-microglobulin）	β_2- 微球蛋白
β-CTX（β-C-terminal telopeptide of type I collagen）	β- I型胶原羧基端肽
β-HB（β-hydroxybutyric acid）	β- 羟丁酸
2hPBG（2-hour postprandial blood glucose）	餐后 2 小时血糖

A

Aβ（amyloid beta protein）	β 淀粉样蛋白
ACA（anti-cardiolipin antibody）	抗心磷脂抗体
AcAc（acetoacetic acid）	乙酰乙酸
ADA（adenosine deaminase）	腺苷脱氨酶
ADPN（adiponectin）	脂联素
AFP（α-fetoprotein）	甲胎蛋白
AFU（alpha-L-fucosidase）	α-L- 岩藻糖苷酶
A/G（albumin/globulin）	白蛋白 / 球蛋白比值
AI（arteriosclerosis index）	动脉硬化指数

B

BGP（bone γ -caboxyglutamic acid-containing protein）　骨 γ - 羧基谷氨酸蛋白

Bil（bilirubin）　胆红素

BJP（Bence-Jones protein）　本周蛋白

BTA（bladder tumor antigen）　膀胱肿瘤抗原

C

C3（complement 3）　血清补体 C3

C4（complement 4）　血清补体 C4

CA125（carbohydrate antigen 125）　糖链抗原 125

CA15-3（carbohydrate antigen 15-3）　糖链抗原 15-3

CA19-9（carbohydrate antigen 19-9）　糖链抗原 19-9

Ca（calcium）　钙

CA242（carbohydrate antigen 242）　糖链抗原 242

CA50（carbohydrate antigen 50）　糖链抗原 50

CA72-4（carbohydrate antigen 72-4）　糖链抗原 72-4

CagA（cytotoxin-associated protein A）　细胞毒素相关蛋白 A

CB（conjugated bilirubin）　结合胆红素

Ccr（endogenous creatinine clearance rate）　内生肌酐清除率

CEA（carcinoembrynic antigen）　癌胚抗原

CG（cholyglycine）　甘胆酸

CGM（continuous glucose monitoring）　连续血糖监测

ChE（cholinesterase）　胆碱酯酶

D

E

F

G

H

HBV-DNA（hepatitis B virus DNA）	乙型肝炎病毒 DNA
hCG（human chorionic gonadotrophin）	人绒毛膜促性腺激素
HCT（hematocrit）	血细胞比容
HCV-IgG（hepatitis C virus antibody-IgG）	丙型肝炎病毒抗体 IgG
HCV-RNA（hepatitis C virus RNA）	丙型肝炎病毒 RNA
HCY（homocysteine）	同型半胱氨酸
HDL-C（high density lipoprotein cholesterol）	高密度脂蛋白胆固醇
HE4（human epididymis protein 4）	人附睾蛋白 4
HEV-IgG（hepatitis E virus antibody IgG）	戊型肝炎病毒抗体 IgG
HEV-IgM（hepatitis E virus antibody IgM）	戊型肝炎病毒抗体 IgM
h-FABP（heart fatty acid-binding protein）	心型脂肪酸结合蛋白
HIV（human immunodeficiency virus）	人类免疫缺陷病毒
HLA-B27（human leucocyte antigen B27）	人类白细胞抗原 B27
HP（helicobacter pylori）	幽门螺杆菌
HP-Ab（helicobacter pylori antibody）	幽门螺杆菌抗体
HP-SA（helicobacter pylori stool antigen）	幽门螺杆菌粪便抗原
HPV（human papillomavirus）	人乳头瘤病毒
hs-CRP（high-sensitive CRP）	高敏 C 反应蛋白
HSV（herpes stmplex virus）	单纯疱疹病毒

I

I（iodine）	碘
IAA（insulin autoantibodies）	抗胰岛素自身抗体

Pi（inorganic phosphorus）　　　　　　　无机磷

PICP（procollagen type Ⅰ C propeptide）　Ⅰ型前胶原 C- 端前肽

PINP（procollagen type Ⅰ N propeptide）　Ⅰ型前胶原 N- 端前肽

PLT（platelet count）　　　　　　　　　血小板

PP（plasma progesterone）　　　　　　　血浆孕酮

PRA（plasma renin activity）　　　　　　血浆肾素活性

PRL（prolactin）　　　　　　　　　　　泌乳素

PRO（protein）　　　　　　　　　　　　蛋白质

ProGRP（pro-gastrin releasing peptide）　胃泌素释放肽前体

PSA（prostate specific antigen）　　　　前列腺特异性抗原

PSEP（prostatic exosomal protein）　　　前列腺小体外泄蛋白

PT（prothrombin time）　　　　　　　　（血浆）凝血酶原时间

PT（plasma testosterone）　　　　　　　血浆睾酮

PTH（parathyroid hormone）　　　　　　甲状旁腺素

PV（plasma viscosity）　　　　　　　　血浆黏度

PYD（pyridinoline）　　　　　　　　　吡啶啉

R

RAI（red blood cell aggregation index）　红细胞聚集指数

RBC（red blood cell count）　　　　　　红细胞计数

RDW（red blood cell volume distribution　红细胞容积分布宽度
　　width）

RF（rheumatoid factor）　　　　　　　　类风湿因子

RPR（rapid plasma reagin）　　　　　　梅毒快速血浆反应素试验

U